想象另一种可能

理想国
imaginist

漓江 [影像]

抗战防疫进行时

国联防疫分团在广西

[1938—1940]

钟文典／主编 方霖／辑图

广西师范大学出版社
·桂林·

图书在版编目(CIP)数据

抗战防疫进行时：国联防疫分团在广西（1938—1940）/ 钟文典主编；方霖辑图.
— 桂林：广西师范大学出版社，2014.5
 ISBN 978-7-5495-5287-0

Ⅰ . ①国… Ⅱ . ①钟… ②方… Ⅲ . ①卫生防疫 – 历史 – 广西
– 1938 ~ 1940 Ⅳ . ① R199.2

中国版本图书馆 CIP 数据核字 (2014) 第 064971 号

广西师范大学出版社出版发行

　　桂林市中华路22号　邮政编码：541001
　　网址：www.bbtpress.com

出 版 人：何林夏
全国新华书店经销
发行热线：010-64284815
北京华联印刷厂

开本：710mm × 1000mm　1/16
印张：15.75　字数：50千字　图片：226幅
2014年5月第1版　2014年5月第1次印刷
定价：59.00元

如发现印装质量问题，影响阅读，请与印刷厂联系调换。

前 言

　　1937年7月，中国人民反抗日本帝国主义侵略的战争全面爆发。第二年，一支由法国、英国、美国、瑞士和罗马尼亚等国医护人员组成的名为"国际防疫委员会第三防疫团"的国际防疫组织，与我国"内政部卫生署华南区防疫专员"联合组成办事处，在广西省政府的支持和配合下，与广西各地的防疫医疗工作者通力合作，建立防疫联合办事处，下设研制防治人畜各种疫病药物的试验所。同时在南宁、梧州、郁林（今玉林）、柳州、桂林、平乐、龙州等地广大城乡开展防疫宣传和防治工作，历时三年。在当年的广西，这无疑是一项重大的防疫卫生工程，其效果和社会反映都是很好的。

　　令人感到不解的是，这项历时整三年，涉及广西大部分行政区、县，而且不少群众得到实惠的防疫卫生工程，查遍当年编修的地方史志，直至有关防疫医疗卫生的专业志，对此都缺乏记载，即当年的公私文书与报刊，对此亦少有直接或比较具体的报道，以致这部战时国际合作进行的防疫医疗史，整整尘封了七十年！

　　真该感谢法国的医学博士穆克瑞（Dr. Tean Mauclaire），他不但是这项防疫医疗工作的直接参与者，而且在广西参与防疫工作期间，通过自己的实地拍摄、向人征集等方法，留下了当年有关防疫工作和广西民情、社情的照片三百多张，把当年参与这项工作的不少人物，以及开展工作的地点和情景记录了下来。与此同时，各有关方面还给我们留下了六个部分、共约六万字的文字资料，其中《穆克瑞博士梧州之行致拉斯内（Lasnet）的报告》、《国联驻中国防流行病卫生团第三分团监察长拉斯内的工作报告》和《穆克瑞博士的昆明—贵阳—重庆—成都线路（公路）的考察报告》共约四万字，为我们了解这篇由国际卫生工作者共同书写的防疫医疗史，提供了宝贵的依据。

这部分图片与资料均为方霖先生所藏。正是由于他的识见与贡献，才使这一页尘封了七十年的广西防疫医疗史得以重见天日，让我们有幸重温这一段被人忘却了的历史，感受在民族危难时刻结下的热爱民主与和平的珍贵的国际友谊。

可是，七十年悠悠岁月，许多参与当年工作的前辈已经不在人世，随着社会前进的步伐，地方建置和地名也多有改变。当年留下的三百多张照片，有些已经模糊不清，有的到底是今天的什么地方，或说明什么问题，也难以准确辨认。人事、地情多变故，又增加了我们探寻这段历史真相的难度！从 2004 年至今，通过对极为有限和可供参照的文献进行稽考，结合在各地的实地观察、调查和访问，而后再用一年时间，编写了这部书稿。因为只能以当年提供的照片为主，按图说史，所以无法全面反映当年广西全省的疫情与防疫的历史，谨并说明。如有不足或讹误之处，希望知情的朋友给予补充和指正。

钟文典

目 录

第一篇　国联防疫团第三分团

1937 年（民国二十六年）冬，国联驻中国防疫流行病第三分团（简称国联防疫第三分团）组建于法国。当年 12 月 10 日防疫团成员离开马赛来华，经过近一个月的海上航行，于 1938 年 1 月 8 日到达香港，随即转来广西南宁，与广西地方政府及医护人员合作，开展全省的防疫工作，尤以预防各种流行病为主。

国联（League of Nations），国际联盟简称，全称国际联合会。第一次世界大战后倡建于法国巴黎和会，正式成立于 1920 年 1 月 10 日，总部设在瑞士的日内瓦。同年 7 月 16 日中国批准对奥和约，成为国联的创始会员国之一。

但是，第一次世界大战以后，世界并不太平。欧洲的意大利和德国，亚洲的日本，先后出现了法西斯主义的统治，发动侵略战争。在亚洲，1931 年日本发动了侵略我国东北的"九一八"事变。1937 年侵华战争爆发后，国际联盟立即组织防疫团前来中国，开展防治流行病的工作，历时三年。这是对中国人民反法西斯之战的可贵支持。

国联防疫团第三分团的活动范围，是在战时中国的西南各省，而具体工作则在广西。它同属于日内瓦国际联盟和中国国民政府的领导。但日内瓦仅是在总的范围内下达所有指示，而国民政府仅对执行这些指示给予特别说明，如有争议，则提交欧洲防疫总部组成的流行病委员会裁决。至于防疫团与省及省以下各地方的关系，应该是很紧密的。因为地方负责执行，所以它应拥有大部分的行动手段和必需的设备的支持。（拉斯内：《工作报告·十月之行的小结》1938 年 11 月）

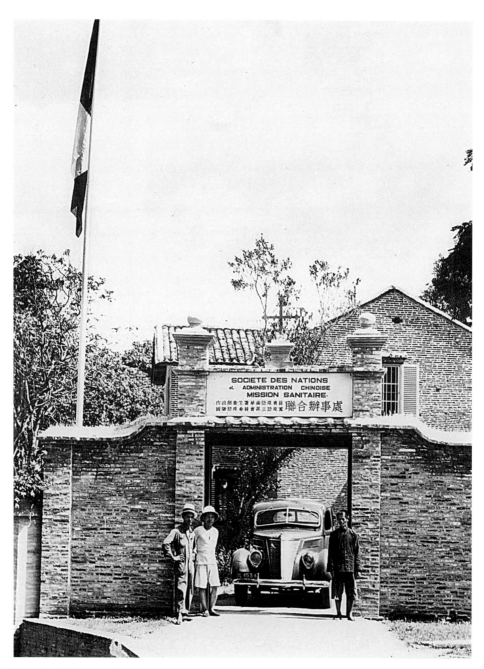

建于南宁明德街法国天主堂的联合办事处大门

防疫团监察长拉斯内

国联防疫团第三分团的负责人是拉斯内（Lasnet）医生，他的职务是分团的监察长。他来自哪个国家？此前的经历如何？一时无法考察清楚。从他在广西工作时留下的照片看，他身材瘦长，高颧隆鼻，虽然鬓发已稀，却显得精神矍铄，容光焕发，看来已经是六十岁左右的老者了。

身为防疫分团的重要负责人，拉斯内很多时间是坐镇南宁的分团办事处，随时接受欧洲防疫总部的指示，同时协调分团各方在广西各地开展防疫工作。

对这次从欧洲远道援华的防疫工作，拉斯内先生是满怀热情和信心的。1938 年 11 月在他的《工作报告·十月之行的小结》中，拉斯内表露了自己的心声。他写道：

> 在中国南部短暂的十月之行前，我对这个遥远的东方之国充满了好奇，特别是广西省。因为我将把医疗总部安置在那里，我认为自己应该做一些真正有意义的和持久的工作，而不仅仅是凭一时的激情。现在我得到了这个机会。广西是个总面积为 217,000 平方千米、总人口为 13,000,000 的大省。它现在有大量的卫生问题需要解决，我将倾尽全力而为之。

他在"工作报告"中，表达了他前来广西工作的热切愿望和努力做好工作的诚意，谈了他对广西情况的认识。为了做好工作，拉斯内到达广西

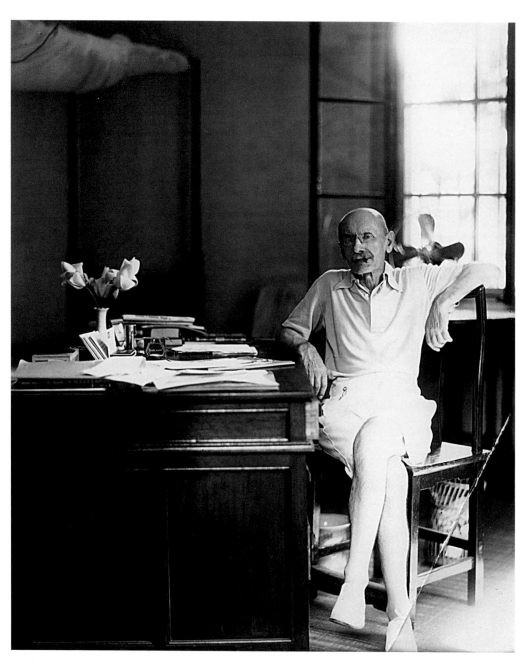

国联防疫团第三分团监察长拉斯内坐在工作室小憩，案桌上有一束鲜花，几份公文和书报，他凝神外望，似乎在思索着什么。

以后，一面请他的主要助手穆克瑞博士（Dr. Tean Mauclaire）对广西的卫生状况进行调查，以便确定在广西的"救助方式"；另一方面，他自己则对广西的地情、社情、民情和政情寄予极大的关注，并在到达广西后不久，即从南宁经柳州到桂林各地做了短暂的实地考察，得到的印象是十分美好的。

拉斯内把越南通往广西的海上航道视为"得天独厚的资源"。而广西境内几条自北南流，注入浔江、西江的河流和中部的多山地带，则构成了广西这样一个以农业与畜牧业为主的省份。拉斯内对以李宗仁为首的新桂系政府十分赞赏，除前章提到的外，他还认为：广西在李宗仁、白崇禧、黄旭初"三巨头"的统治下，从1932年开始推行的"新政"，六年之间，在农林、畜牧、工矿、交通、建设和城市改造等方面都取得了很好的成绩。他对广西的民团组训和基层行政的"三位一体制"，也给予好评。而对广西平民百姓的刻苦耐劳、勤奋生产，同样是赞不绝口。他在《工作报告·十月之行的小结》中写道：

> 广西人普遍个子比较矮小，但都身强力壮，也可以称作是一个富有活力的民族。他们辛勤劳作，当他们赤着脚在稻田的稀泥里走来走去时，你会不由自主地感叹播种季节的到来。他们专心于自己艰辛的劳作，双肩挑着重担疾步走在漫长的田埂上。这样的生活也培养出了不少军人。道路和铁路的挖土工人，他们照常交税，生活得很艰辛，却只能给家里挣得仅够糊口的家用。人们意识到日子虽然艰苦，但他们世世代代都在土地上劳作，恪守祖先们的传统，将中华民族的伟大和力量世代延续下去。

当时，广西正在进行城市改造。拉斯内对一些城镇的市容也有不少议论。他很欣赏南宁、柳州、梧州的骑楼，认为这些城市的大部分地方，居民住宅是典型的廊柱式建筑，这在中国也是十分盛行而且被广泛采用的。房屋的走廊可以好好地保护起来以抵御坏天气，这样，散步的人无论是在阳光暴晒或是大雨倾盆的时候，都能安全地、自由自在地来回走动。相反的，在桂林，房屋的修建就没有利用廊柱和走廊的设计，走道是露天的，没有任何阻隔，道路两旁一般种有桉树。从让行人方便的角度看，第一种模式肯定要好得多，而且从卫生学的角度看，也是可取的。

他对广西省政府坚持不懈地进行城市改造感到敬佩，对取得的成绩也极表赞扬。他写道："在所有的城市里，宽大的街道代替了缺乏空气、没有光线、周围挤满了昏暗房屋、不卫生店铺的小巷。在我们十个月前到达时，南宁、桂林、贵县的某些街区是真正的拆除工地，房屋被拆倒在地，其他所有超出直线的部分都被截掉。而今天，一切都在重建，简陋的小屋消失了，街区干净了，街道洒满阳光，到处装饰以漂亮的骑楼。阴沟并未被忘记，过去狭窄的小管小沟，已被大的钢筋混凝土管取代。"

在赞扬广西建设成就的同时，他也指出了困难与不足的方面。一是有些城市改造急于求成，更多的中小城市还问题不少。他以桂西南的宁明县和桂林南边的荔浦县为例，指出，这些地方还存在大量拥挤不堪的贫民窟，还有说不出名字的旅馆，以及散发在空气中的种种大小便的味道。与此同时，还有饮用水的供应问题。但有些问题，如前章提到的，鸦片毒品问题，却被拉斯内忽略了。

拉斯内在广西各地的调查时间不长，涉及的地区也有限，因此对广西社会情况的认识不够全面，是可以理解的。而在团结各方，不论是防疫分团内部，还是和中方人员协调、大家共同工作方面，却是尽心尽力、卓有成效的。

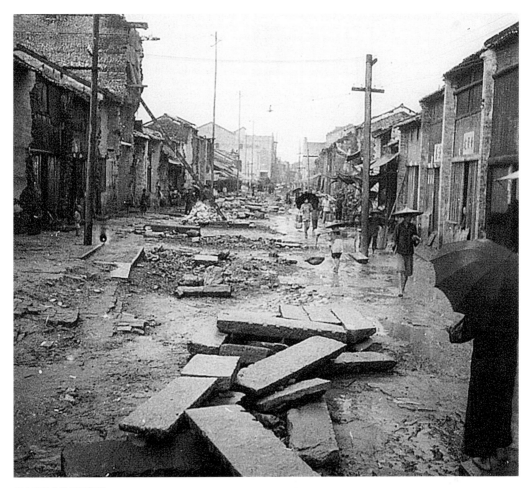

正在拆建中的城镇街道

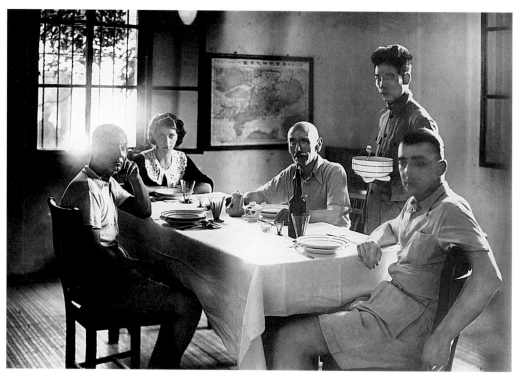

拉内斯、穆克瑞、居伯斯泰和邬碧婷共用早餐并商讨工作

拉内斯和中外的同事们在分团部林荫内休闲兼议事

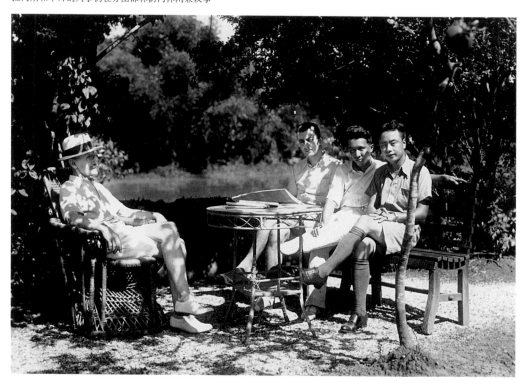

分团财务穆克瑞博士

穆克瑞是这段历史的参与者和这段历史的主要记录者。因此，要掸去尘封这段历史的尘埃，还得从他说起。

1905 年，穆克瑞生于法国一个富裕的家庭。他的父亲老穆克瑞（P. L. Mauclaire）是巴黎医学院的名誉教授和法国医学协会委员。1936 年，三十一岁的小穆克瑞由于在颅盖脑颅内方面的研究成绩优异，获得了医学博士学位。他最初在 Sainte Anne 外科医院工作。工作期间，他多次乘"法国岛"和"华盛顿"号邮轮前往美国。同年 11 月 24 日他还获得了远洋医学的文凭。

因为家境富裕，加上兴趣广泛，穆克瑞虽然学医，而且取得了很高的学位，却很少从医。除了到国外执行任务或旅游外，他喜欢文学、新闻评论、电影和冒险活动。他担任过艺术杂志的编辑，在杂志上发表过不少文章，他还创办了电影院，放映了不少法国和苏联的电影，也创办过国际电影发行公司，发行了一些新潮的影片，吸引了整个巴黎。这些大胆和富有新意的电影事业，使他个人的财务受到影响。为此，他重操某些外科医务工作。甚至往来于印度支那、日本、锡兰等地，进行各种商贸活动，或以旅行躲避债权人的追踪。

1937 年 11 月，他开始和国联对华技术合作理事会秘书长司麦兹（Smats）联系，接着又和卫生监察长、主任医师拉斯内进行了预备性会谈。通过在巴黎和日内瓦之间的函电往返，几经协商，最后穆克瑞以年固定工资 2 万瑞士法郎的优厚待遇，加入了国际防疫委员会第三防疫团，来中国工作。其中一个重要的任务是：拉斯内要他对广西的卫生总体情况进行调查。

穆克瑞在中国工作时间，最初定为从 1937 年 12 月至 1938 年 6 月，不久，又商定延长至 1939 年 12 月，总计两年。穆克瑞来到中国，译名、职务、学衔曾有多种。法国驻广西南宁、龙州领事官发给他的护照，写为"莫克烈"、"国联防疫团主任医生"。从发放护照的年度和有效的时间看，这张护照，应是他来华工作满一年后发给他的另一份护照。

外交部驻云南特派员办事处则称莫克烈博士，贵州省政府在发给他的护照中写为"穆克瑞"、"国联防疫委员会技术专家"，内政部卫生署的护照却称他为"国联防疫医官莫克莱"。

他到中国以后，入乡随俗，自己印制了两张中文名片，一张写"国联防疫委员会技术专家"、"医学博士穆克瑞"；另一张则称"国际联盟会驻华防疫队委员"、"医学博士莫克兒"两张名片，背面都有对应的法文。穆克瑞在中国的译名虽有数种，职务称谓亦有不同，但在进出各地与各方交流时则同样有效。

穆克瑞三十三岁来中国，当时也有同行认为他以专家身份从事实际工作，还是年轻了些，所以他到广西以后，多是以助理的名义，协助拉斯内监察长工作，东奔西走，也乐在其中。他到中国以后，除了和国联防疫团的同仁们经常相处，还广交广西的防疫同行，互相切磋工作。工余之暇，还喜欢和朋友们作郊外之游，登高远眺，饱览大地的自然风物。拉斯内对他的工作十分满意，评价极高，认定他是一个优秀的组织者、很好的卫生学者，不怕困难，不惧危险，总是有好的情绪，总是做好准备而后开展工作。（《十月之行的小结》）而身在日内瓦的国联对华技术合作理事会秘书长司麦兹也对他慰勉有加，并就拉斯内监察长委托他"对广西总的卫生情况进行调查"表示赞同，希望他"圆满完成任务"。1939 年 4 月 15 日，司麦兹又致信穆克瑞，郑重地告诉他：为了解决在中国防治流行病行动的需要，

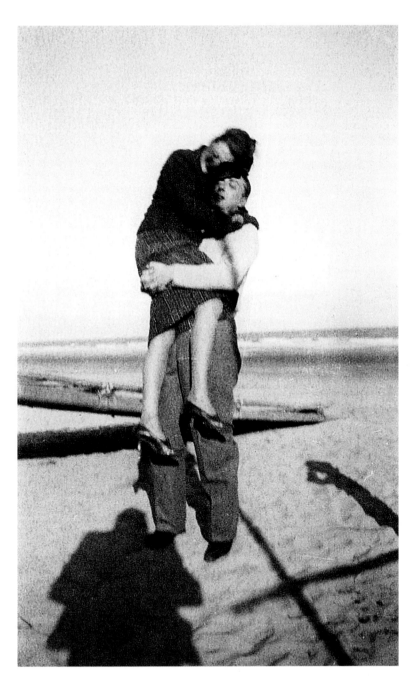

风流倜傥的穆克瑞

Passeport diplomatique

La validité du présent passeport est prolongée jusqu'au premier janvier mille neuf cent quarante
à Shanghai le 7 octobre 1939

RÉPUBLIQUE FRANÇAISE

Le présent passeport cessera d'être valable le 1er juin 1939.

Chargé d'Affaires

Nous, ~~Ambassadeur~~

de la République Française

en Chine

requérons les Officiers civils et militaires chargés de maintenir l'ordre en France, et prions les Autorités investies de la même mission dans les pays alliés ou amis de laisser librement passer Monsieur le Docteur Jean Mauclaire, de la Faculté de Médecine de Paris, membre de la mission sanitaire de la Société des Nations en Chine, ~~résidant en Chine~~ et de l donner aide et protection en cas de besoin.

À Changhai le onze janvier 1939

Le Chargé d'Affaires de France

~~L'Ambassadeur de France~~

Signature du porteur

N° 26

Je dis le onze janvier 1939

7.

法国政府发给穆克瑞来华工作的护照

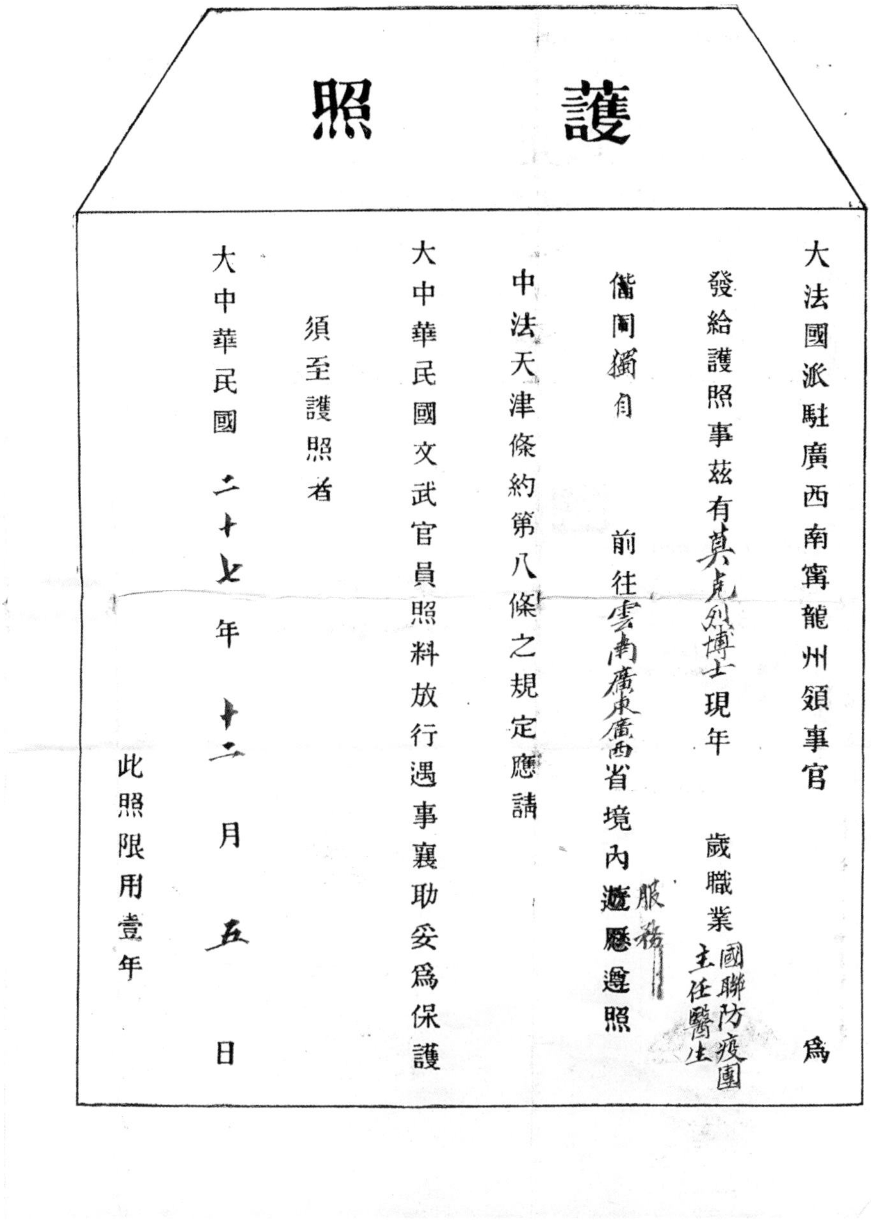

大法國派駐廣西南寧龍州領事官　　　　　　為

發給護照事茲有其克烈博士現年　　歲職業國聯防疫團主任醫生

儲聞獨自　前往雲南廣東廣西省境內遊歷遊照　服務

中法天津條約第八條之規定應請

大中華民國文武官員照料放行遇事襄助妥為保護

須至護照者

大中華民國　二十七　年　十二　月　五　日

此照限用壹年

法国驻广西南宁、龙州领事办事处给穆克瑞颁发的护照

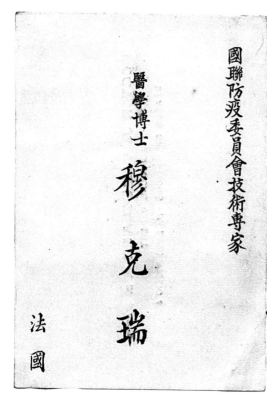

國聯防疫委員會技術專家

醫學博士

穆克瑞

法國

穆克瑞在中国使用的名片

國際聯盟會駐華防疫隊委員

醫學博士

莫克兒

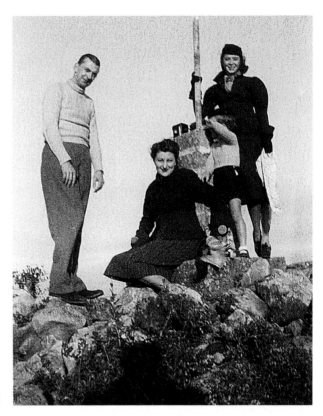

穆克瑞（左一）和朋友们在一起

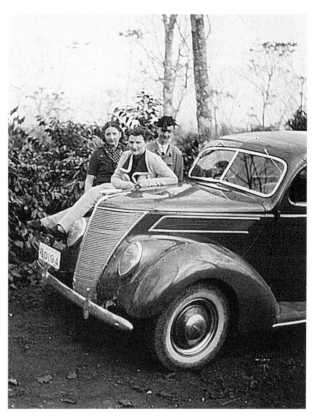

邕梧道上的穆克瑞一行

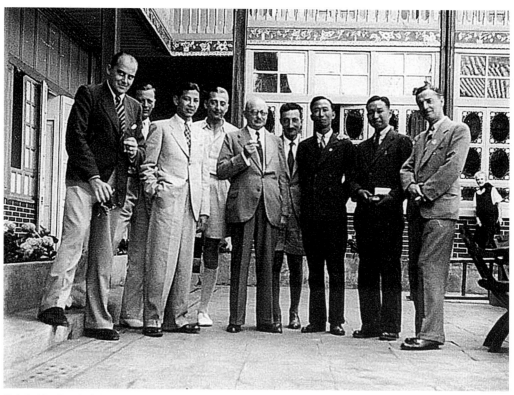

穆克瑞（右一）和中外防疫的同事们在工作室门前合影

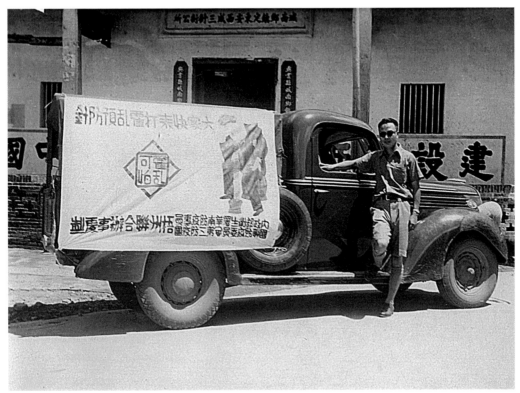

穆克瑞一行在途中的留影

授予他可以按一定手续、动用由中国以国联的名义交纳到重庆中央银行资金的权力，同时还可享有动用河内办事处资金的授权，说明穆克瑞作为防疫分团的财务，是有相当高权限的。

1938 年 5 月中旬，穆克瑞从越南到达南宁，稍作休息，即乘坐卫生署华南防疫专员、国联防疫委员会第三防疫团的汽车，向梧州出发。他在给分团监察长拉斯内的报告中说，乘坐的 1546 号微型卡车，在越南河内装上的一个新轮胎，行在途中爆胎了！彼时穆克瑞前往梧州，路经按照"三位一体"制构建的三街公所，在门外停车稍作休息。公所大门的两侧，可以隐约看到"建设广西，复兴中国"的几个大字。（见第 19 页）

穆克瑞在华工作两年，其中约有三分之二的时间在广西工作，另有三分之一的时间在云南、越南和北上贵州、四川等地旅行，并与国联驻各省的专家、官员时有往来。同时对各地的少数民族生活、风情进行调查。可以说他对自己的工作和生活都是比较满意的。但是，1939 年 10 月离开云南回国时，他的心情并不愉快。原因之一，是队伍内部出现了矛盾，多罗利博士（Dr. Dorolle）排斥他，并向法国领事施压。

1939 年 10 月，穆克瑞离开云南前往越南，12 日乘"扬子江"轮离开海防（Hai Phong，越南北部的港口城市），于同年 11 月 21 日回到欧洲，比原定在华工作的时间提前了一个月，而国际联盟秘书处认为，他对肩负的任务是尽心尽责的，对他所遭遇的各种困难也表示深切的同情和理解。

穆克瑞回到欧洲以后，在严酷的战争期间，他创办了将废弃的植物作燃料以重新利用的"Carbe Feuille"公司，并试图将"法国人工呼吸器"进行商业化推广。20 世纪 50 年代，他又重操电影事业，开办了高雅的"爱丽舍—马提翁"餐厅。1966 年，这位在反对日本帝国主义侵略战争中为中国防疫医疗事业出力的国防友人，在参加戛纳电影节时，因心脏病突发不幸去世，享年六十一岁。

防疫联合办事处

　　根据拉斯内介绍：国联派驻广西的防疫第三分团，在广西和中国民事部门（内政部）联合组成办事处，由他代表国联防疫第三分团。广西省政府派驻分团办事处的代表是李廷安医师，他们两人共同负责办事处的工作，指导全省的防疫卫生事务。广西省政府还有一个管理公共卫生的省级委员会（按：即 1933 年 10 月成立的广西省政府卫生委员会），在省主席黄旭初的带领下，制订全省的卫生防疫计划，同时督促、检查工作的进展和成绩。1938 年 9 月 12 日，为了更好地配合防疫团的工作，广西省政府成立了防疫委员会，主要任务是设计、推行、指导全省防疫工作，审核防疫工作报告以及跟邻省联络有关防疫事宜。

　　拉斯内在防疫第三分团的名义是监察长，又称总监察医师。穆克瑞负责分团财务兼行政助理。还有莱格烈博士(Dr. Laigret)，一位人类细菌学家，是特别活跃的人。他曾快速而特别有效地组织了联合防疫团的实验室，以极大的热情培养了一批工作人员，并把遵守纪律的习惯和良好的工作方法保留了下来。在拉斯内和李廷安医师共同负责的联合办事处之下，还有行政人员、卫生监察员以及各种医师、实验技术员、司机、工役等。其中属于国联防疫团编制的41人，属于中方编制的26人，另有分团管理人员9人，合计76人。在联合办事处之下，还有两个红十字队和一个反流行病分团。红十字队每队20人，其中护士15名，主要从事接种疫苗的工作，全部由中方人员承担。反流行病分团也是20人，其中3名医生，5名卫生检察员，

5 名工人，其他 7 名为护士。此外还有数十名临时派驻各个卫生区从事防疫卫生的工作者，亦为固定编制人员。三者合计，总数超过 130 人。

拉斯内率领的防疫第三分团初抵南宁时，由于缺乏适用的场地，分团总部暂时设在共和路乐群社里，其地原为桂系首领陆荣廷的公馆。1932年 9 月 4 日，李宗仁桂系政府把它改作乐群社，由程思远任总干事。相继建立乐群社的还有桂林、柳州和梧州等城市。它是广西省政府作为高级接待和文化娱乐活动的场所。用拉斯内的话说：它是广西政府为了"提高人民的素质，改善人与人之间的关系"，由政府与"有资产的欧洲人合作建立的旅馆，里面有供水充分的盥洗室、浴室和欧式厨房。这些旅馆被命名为'乐群社'，就是快乐俱乐部的意思。这样做能给从欧洲远道而来的欧洲人一个惊喜，它与游客们心目中那些喧闹、肮脏的中国旅馆大相径庭"。其实，建立乐群社完全是广西政府的行为，并没有，也不需要和"有资产的欧洲人合作"。

南宁乐群社的环境虽然十分幽雅，其房舍却难以满足防疫分团的需要，因此，防疫分团总部于同年 4 月从共和路乐群社迁至明德街的天主堂内。

这座教堂，由法国神父赖保理（Renault）创建于 1899 年（清光绪二十五年）。此前一年，在永安州（今蒙山县）发生了法国教士苏安宁（Bertholet）胡作非为、激起民怒、被群众逐杀的事件，是为"永安教案"。清政府被迫向法国赔款 4 万两。1902 年（清光绪二十八年），法国神父罗惠良（J. M. Lavest）利用部分赔款，在教堂内建立苏安宁法文学校。1938 年 1 月，苏安宁法文学校遭到日寇飞机的轰炸，学校师生全部外迁。因此，学校的全部房舍都归防疫分团使用，一时房舍比较宽敞，条件比较优越。为了防备敌机的袭击，分团办公室还在仓库、车库和工作人员的宿舍内，挖掘了防空壕、防空洞和各种防身掩体，以保证工作人员和财物的安全。

拉斯内率团从欧洲前来广西时，除了一些随同来华的眷属外，还随团带来了共约 36 万法郎的各种实验用具、医疗器械、药品和其他用品，另有价值近 40 万法郎的 3 辆载重 1 吨的小型卡车，3 辆短途小汽车和一艘小艇，还有从第一分团提供的药品、消毒剂和其他物品近 57 万法郎，三者合计逾 130 万法郎。应该说，这些从万里之外的欧洲漂洋渡海转来的物品，对防疫工作的顺利开展发挥了重要的作用。

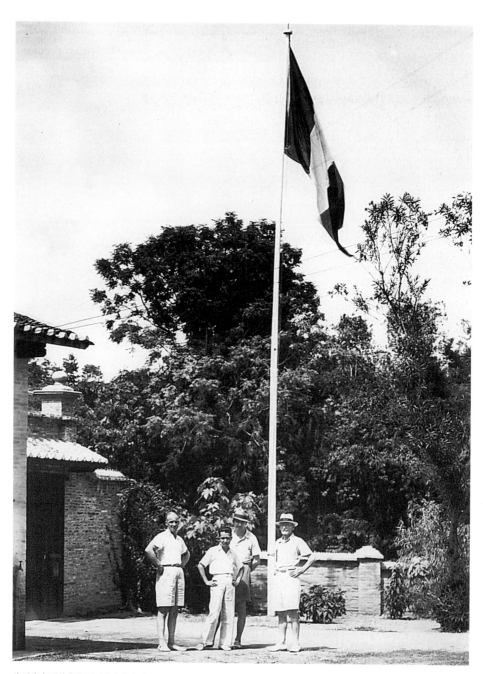

建于南宁明德街法国天主堂的防疫联合办事处院内

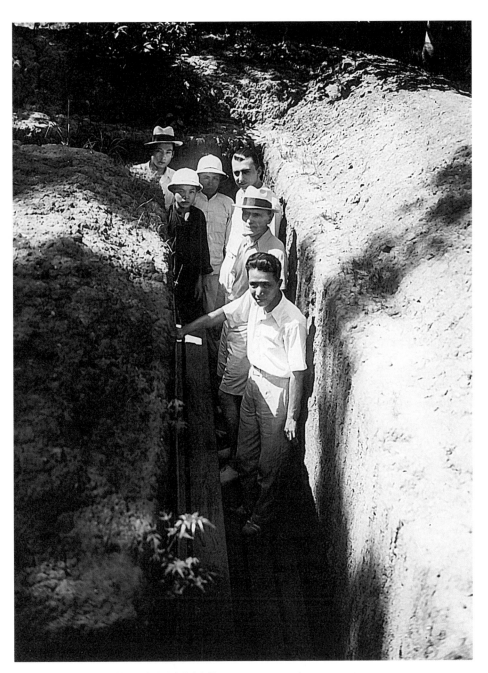

李廷安、拉斯内、穆克瑞等检查办事处内的防空壕。

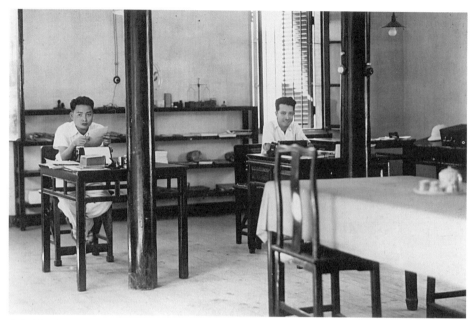

办事处办公室一角

从欧洲随团带来的汽车

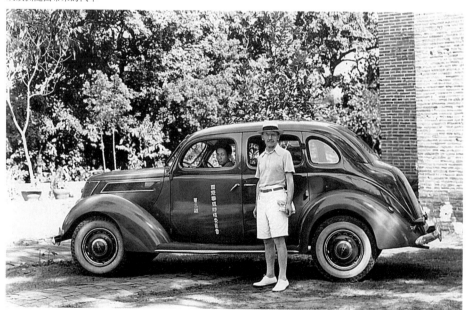

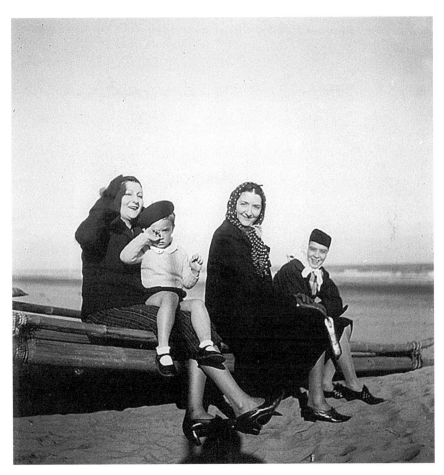

随团来华的眷属

防疫联合办事处试验所

为了及时开展防疫工作，就地提供必要的防疫药物和设备，国联防疫委员会第三防疫团进驻广西以后，即于1938年与我国内政部卫生署华南区防疫专员在南宁组成联合办事处，并于办事处之下设立试验所，从事人、畜各种疫病防治药物的试验和生产工作。

联合办事处试验所设在广西家畜保育所大楼的左侧，场地宽广，环境极佳，可供使用的房舍也都符合要求，是联合研制人畜防病、治病疫苗的理想之地。

因为是广西家畜保育所和国联防疫团联合组成的试验所，所以机构的负责人也由双方派员组成，他们是：保育所主任吴君瑞，保育所副主任寿标，医师李士刚；保育所技正兼制药股股长居伯斯泰（Dr. Gupperstain），莱格烈博士和邬碧婷博士（居伯女，Dr. Auburtin），中国和外国专家各三人。

细菌室是联合办事处试验所的主要科室，共有14人，除罗马尼亚籍的犹太兽医专家居伯斯泰外，还有邬碧婷是外籍医生，其他都是中国医生和职员。据拉斯内在《十月之行的小结》中介绍，实验室是在莱格烈博士的悉心打理下，同时得到南宁医学院的帮助，用短短几周时间建立起来的。它的任务是确保进行细菌观察的实验，在广西进行流行疫病的调查研究，开展对天花、伤寒、霍乱等疫病所需疫苗的培养。实验室分两个部分，一个是细菌部，由莱格烈博士亲自负责，不久转由李士刚博士接管。另一个是疟疾和寄生虫部，由原为国际联盟卫生部中国疟疾荣誉通讯委员、时任国家经济委员会卫生设施实验处寄生虫学系主任的姚永政医师负责。

细菌室既研制各种人用的疫苗，如霍乱、斑疹、伤寒、天花、疟疾等，也研制畜禽防病使用的疫苗，并进行认真地检验，然后批量生产，发往各地使用。

如制造霍乱疫苗，先是接种霍乱弧菌于肉浸膏琼脂扁瓶培养基中。然后在玻璃房内采取肉浸膏琼脂扁瓶培养基，置于室温37℃，经过20小时培养后取得霍乱弧菌。再把霍乱弧菌洗成菌液后，加入福尔马林防腐剂，经过24小时的培养，然后用显微镜检测此种将作疫苗之菌液是否纯净，并测算其氢游（离）子的浓度。一切检验合格，即装封安瓿，最后把疫苗装箱，运往卫生事务所，转发各县卫生防疫部门使用。

斑疹伤寒疫苗的研制，也是试验所的重点项目。先是把含有病毒的脑髓研碎，然后注射入天竺鼠或洋鼠体内。再把含有病毒的伤寒疫苗放入真空器内，使之干燥，并用蛋黄将其保护起来。斑疹伤寒疫苗研成片剂以后，放入加有碳酸气冰块的保温瓶内，以利于往外运输使用。这种片剂，每片可以接种给20人。

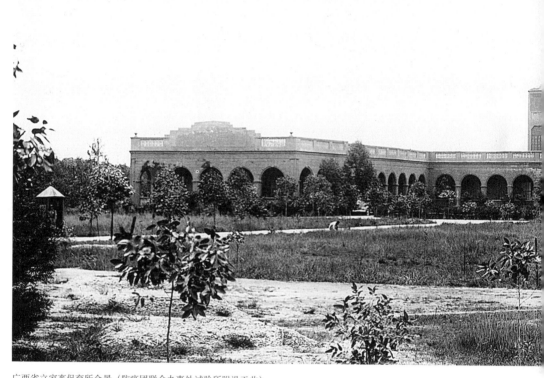

广西省立家畜保育所全景（防疫团联合办事处试验所附设于此）

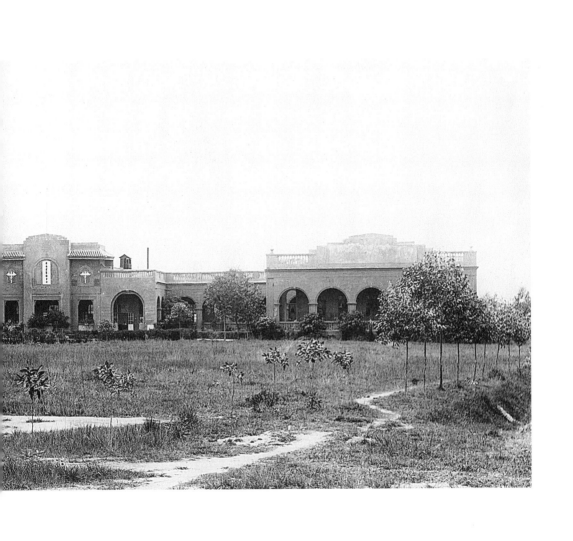

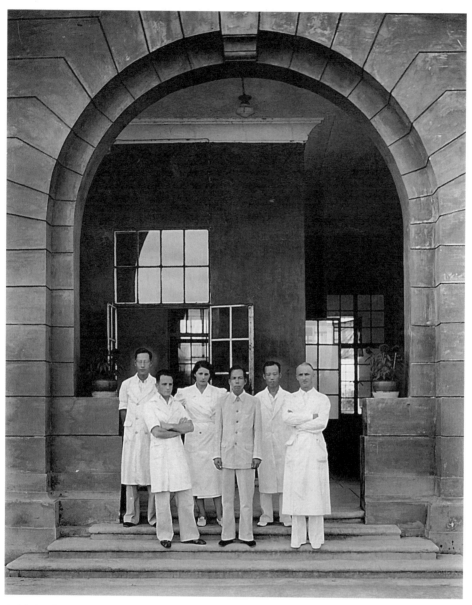

家畜保育所与联合办事处试验所细菌室之高级职员合影。后排左起：寿标博士（保育所副主任）、邬碧婷博士、李士刚博士；前排左起：居伯斯泰博士（保育所技正兼制药股股长）、吴君瑞先生（保育所主任）、莱格烈博士

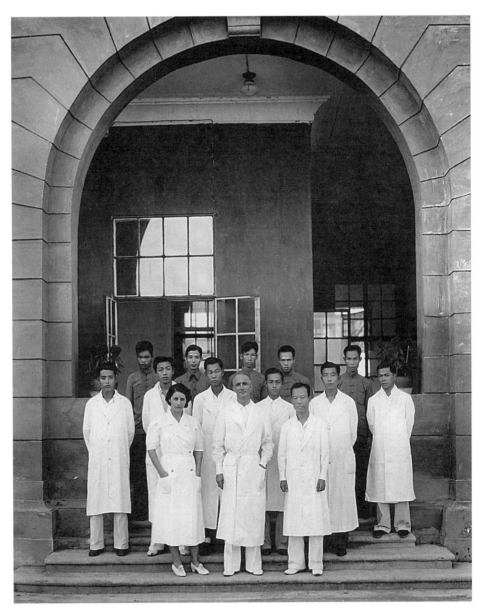

联合办事处试验所细菌室全体人员合影

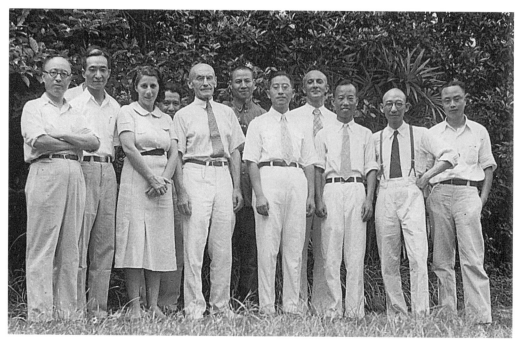

中外专家在联合办事处试验所内合影

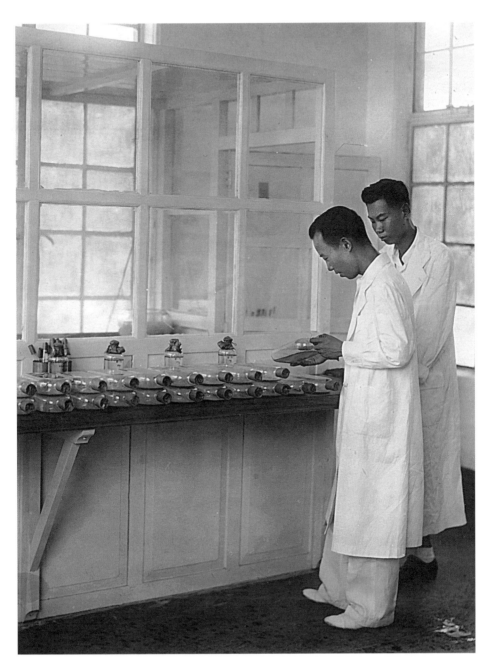

培养霍乱疫苗：接种霍乱弧菌于瓶培养基中

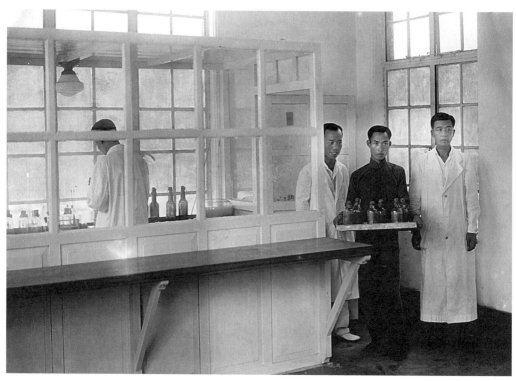

培养霍乱疫苗：弧菌洗成菌液后，加入福尔马林防腐剂，置于室温下 24 小时

培养霍乱疫苗：工作人员透过显微镜检验疫苗培育情况

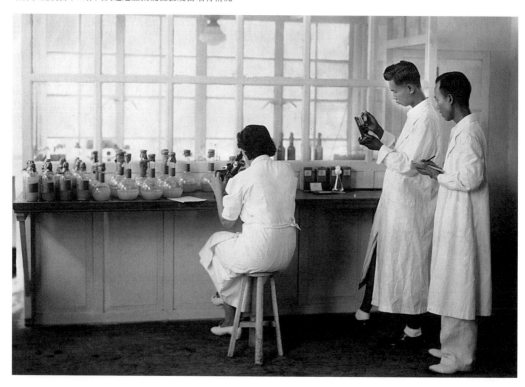

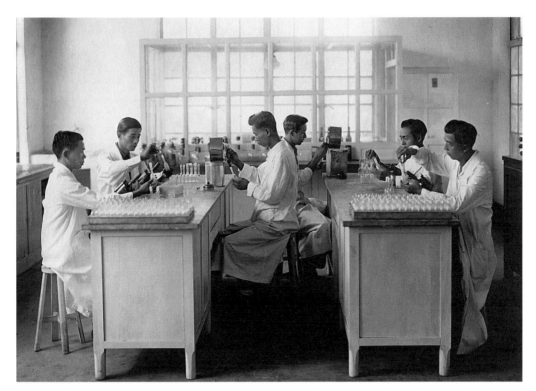

培养霍乱疫苗：疫苗制成后，进行封装

将培养好的霍乱疫苗运往各地

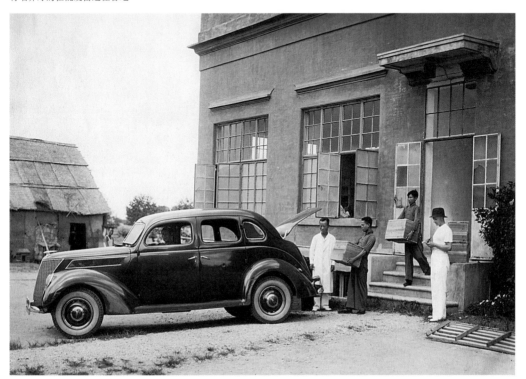

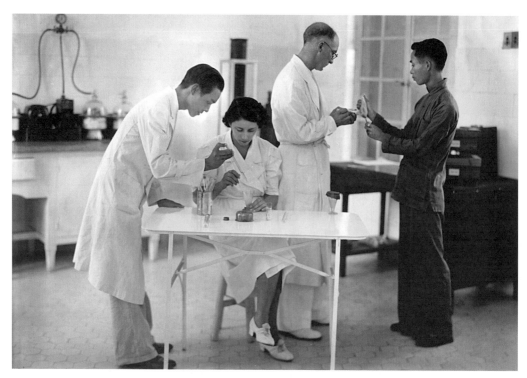

把含有病毒的脑髓研碎，然后注射入天竺鼠或洋鼠体内。

将斑疹伤寒疫苗置入真空器内干燥，并用蛋黄对其进行保护。

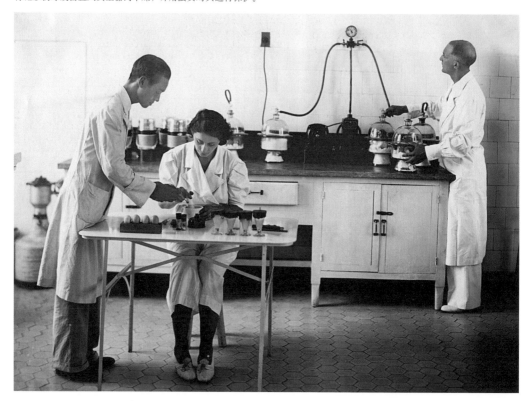

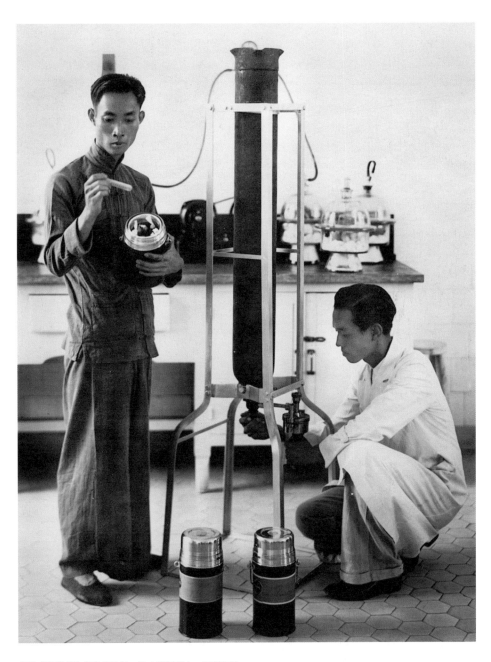

将制成的斑疹伤寒疫苗片剂，放入保温瓶内，以便运输。

疟疾研究室

姚永政医师主持的疟疾研究室，由三名医师和一名研究助理组成。在他的主持下，作出广西全省的疟疾和其他寄生虫病的防治规划。并在原有调查研究的基础上，开展防治疟疾疫苗的研制工作。

先是把在田间采集到的疟蚊幼虫，分装在瓶中进行检查，并对疟蚊进行解剖，仔细鉴别疟蚊的种类，然后把疟疾患者的血液进行染制，并对血液标本进行镜检。

与此同时，姚永政医师领导的疟疾和寄生虫部，在对广西的血吸虫病情进行广泛调查的基础上，同时开展防治血吸虫病药物的制作。他们先对从田野采集到的血吸虫之中间宿主钉螺进行解剖，取出血吸虫的尾蚴性幼虫，然后用人工的方法感染白兔，同时检查小学生的脾肿情况，并采取血液标本，为制作防治血吸虫药物提供依据。

牲畜疫苗的研制，也是疟疾和寄生虫部的重点工作。根据当时广西经济发展的需要，重点在牛痘疫苗的研制。科研人员先从牛身上刮下牛痘浆，而后用搅动机把它磨碎，制成牛痘浆装管。

实验所里还建有大牲畜的手术室，室内陈放的手术床，可以放置小牛，接种牛痘原苗。

实验室的工作，是国联和我国在广西开展防疫工作的重要内容之一。通过几个月的共同努力，增加了彼此的了解和友谊，取得了许多实质性的成果。作为国联驻华卫生团第三分团监察长的拉斯内先生，在他的《十月之行的小结》中写道：

> 我们的中方合作者给我们留下了很好的印象，从其职业文化，从其行
> 为举止，我们觉得他们有充沛的精力，并非常热爱自己的国家，乐于为它
> 效力。因此，我们决定在每个省都设立防流行病的防区。

据此可以说，广西和国联防疫团的合作是成功的。它为国联和中国其
他省区的防疫合作作出了榜样，开拓了道路。

至于实验室的成绩，拉斯内在他的《十月之行的小结》中也有谈到，
那就是：

> 从1938年3月至9月(缺6月)，半年之间，生产了天花疫苗225,250剂，
> 其中有140,660剂还未碾磨捣碎，制成成品。
>
> 从同年5月至9月，生产了霍乱疫苗338,440剂，其中有160,000剂
> 尚未恢复研制。
>
> 而从3月至6月，生产了伤寒疫苗34,580剂，其中有5000cc没有恢
> 复研制。
>
> 以上所有尚未被研制成合格成品的疫苗，都被储存在冰库里。因为
> 供不应求，所以部分疫苗还得从欧洲进口，或接受一些慈善单位与个人
> 的捐助。

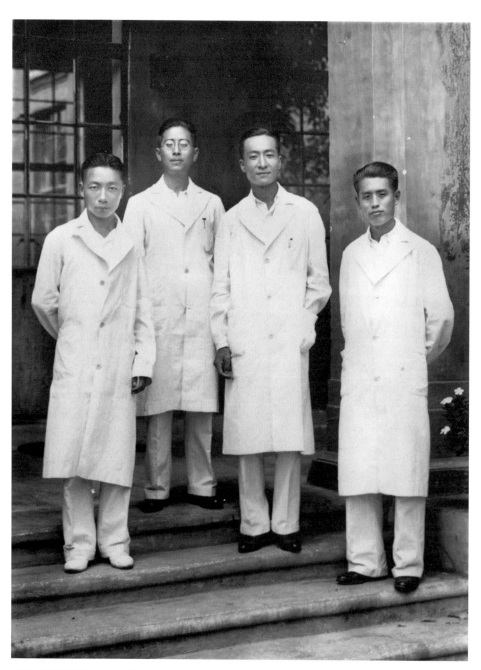

试验所疟疾研究室全体人员合影

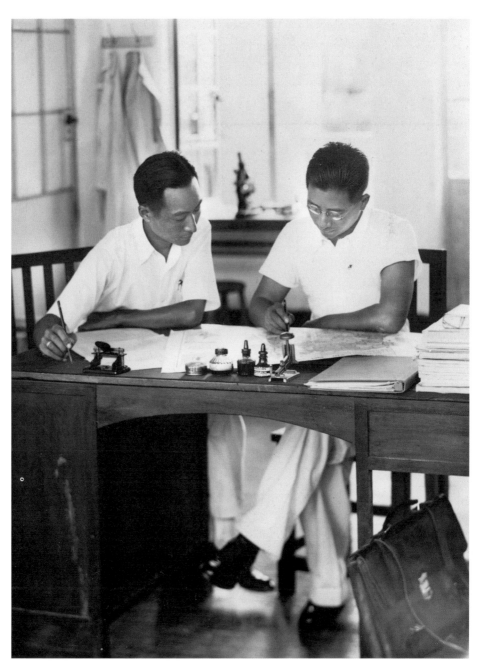

姚永政主任（右）和助手制订防治广西疟疾及其他寄生虫病的工作计划。

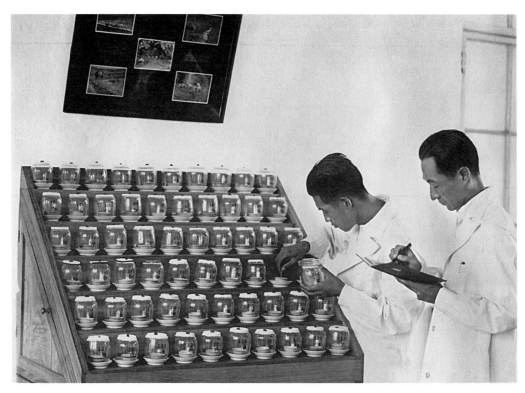

检查孵出的疟蚊

解剖疟蚊，鉴别疟蚊幼虫的种类

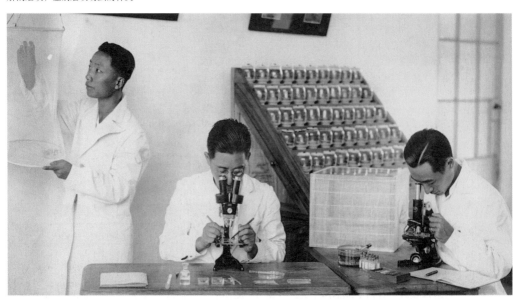

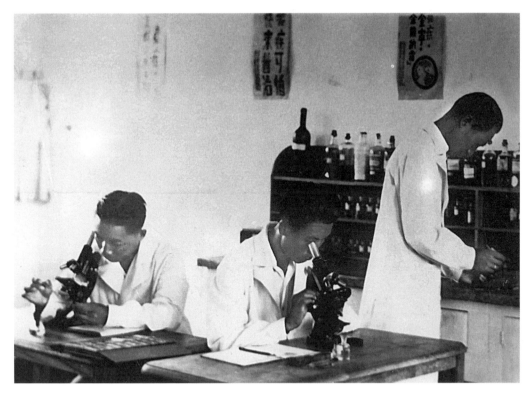

镜检血液标本

解剖钉螺

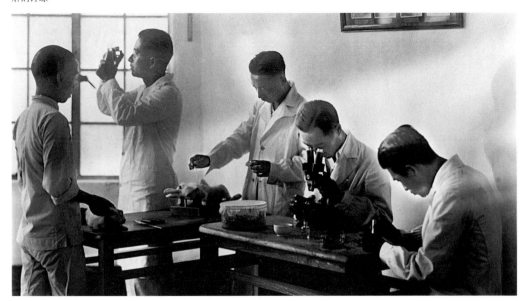

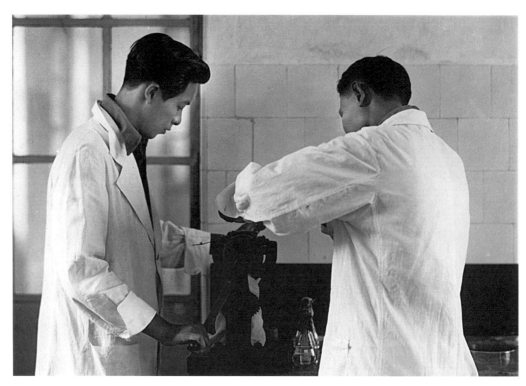

将牛痘浆从牛身刮下后，用搅动机将其磨碎

制成牛痘疫苗装管

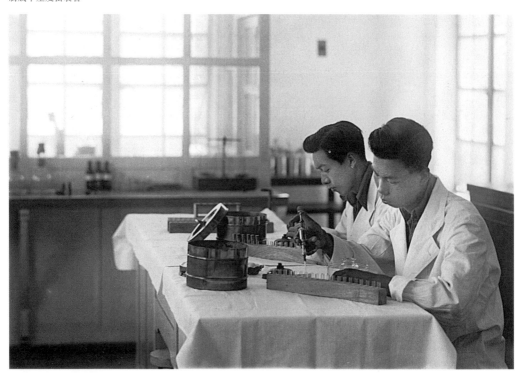

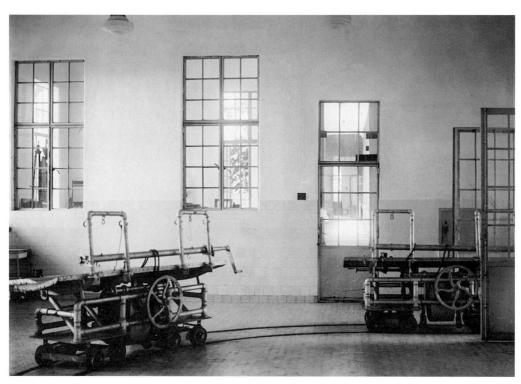

大动物手术室的手术床，可放置小牛以备接种牛痘原苗

用牛痘原苗接种小牛

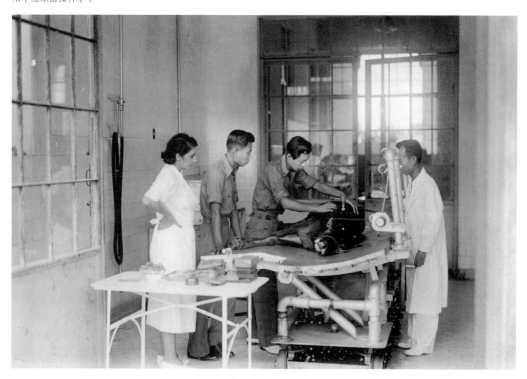

第二篇　调查广西疫情

广西地处岭外，僻处偏隅，群山环绕，气候多变，生活环境恶劣。在历史上，常被视为"蛮烟瘴雨"之乡。即使地处桂东，地势较为开阔的平乐一带,也是终年瘴疠不断,据光绪《平乐府志》记载:"春三月有青草瘴,四五月有黄梅瘴,六七月有新禾瘴,八九月有黄茅瘴,又有桂花瘴、菊花瘴之名……"（卷一《舆地》）濒临大河的平乐如此，其他地方自可想见。

地处广西中部的柳江县，从清末至民国，各种传染病经常发生，主要有鼠疫、霍乱、天花、流行性乙型脑炎、流行性脑脊髓膜炎、白喉、麻疹、百日咳、流行性感冒、伤寒、斑疹伤寒、痢疾、传染性肝炎、脊髓前角灰白质炎、猩红热、钩端螺旋体病、炭疽病、疟疾、布氏杆菌病、狂犬病、绿虫病等21种，这些疾病，以前无科学病名记载。因其流行传染猛烈，死亡率高，民间亦多视其为瘟疫。（梁鲁:《柳江县志》，第二十六篇《卫生》第四章《疫病防治》）。

严重且频发的所谓瘴疠，民间通称的瘟疫，实际上是霍乱、疟疾、天花、血吸虫、鼠疫、伤寒、麻风等等流行的传染性疾病。这些经常发生而且广泛流行的传染病，始终是困扰人民生活、威胁人民健康的祸害，常使患者倾家荡产，家破人亡。而官府腐败无能，社会经济、文化落后，医疗条件欠缺，平民百姓往往是谈"瘟"色变，有的依靠土医土法治疗，有的求神拜佛，祈望神灵的庇佑，更多的是束手无策，坐以待毙。

20世纪30年代，李宗仁桂系主政广西以后，对于整治流行于城乡、危害民生的疫病虽欲有所作为，并在国联防疫分团进驻以后积极配合加以防治,但因主客观条件的限制,此类疫病仍时有发生。据《桂政纪实》统计,

1934 年（民国二十三年）至 1940 年，广西共发生各种流行病 550 次，年均 78 次以上，其中最多者为 1938 年的 164 次，其次是 1939 年的 158 次和 1937 年的 102 次。此乃上报官府、有案可稽者，其隐瞒不报或报亦无用、因而不报或不及上报者，自亦不在少数。而疟疾又是当年最常见而且流行最广的传染疫病。

疟疾

疟疾，桂林、柳州、平乐等桂柳话地区称为"打摆子"。其他地区称羊毛痧或发冷症，它与血吸虫病、丝虫病、钩虫病同是危害最为严重的广西四种寄生虫病之一。它多发于每年夏、秋疟蚊滋生的季节，其发病地区广，疫期延续长，感染比例高。据调查，新中国成立前广西全省每年疟疾患者在 300 万人以上，约占全省人口的四分之一，是以在民间有"稻谷黄，病满床；禾熟无人割，请人煲药汤"之说，严重影响了人们的生产与生活。

据 1938 年国联防疫第三分团的调查，广西 99 个县，有 25 个县为重疟灾区，特别是南宁和桂林的山区县，每年都有疟疾发生，1935 年，田阳县疟疾流行，染病者 4019 人，死亡 743 人，占染病人数的 18.49％。而田州一镇，染病者即达 2550 人，超过全县染病者的半数（覃绍宽、陈国家主编《田阳县志》第五篇《卫生》）。1939 年，武鸣省立医院收治疟疾人数为 1444 人，占全院年门诊人数的 18.3％，不到医院或不及诊治者当远大于收治人数。许多县每年疟疾发病率占总人口的 3％左右。据雒容、中渡、榴江三县有关部门统计，在各种流行病的发病率中，疟疾常居首位。柳州北边的融县，新中国成立前也是疟疾的高发区，一年四季都有发生。据广西省人口死亡率调查统计，1938 年，全省在近 30 多万死亡人口中，患疟疾死亡者占 17％。

据龙如森主编《广西通志·医疗卫生志》记载：新中国成立前，广西因为疟疾流行十分猖獗，严重影响人们的身体健康和生产生活，为了探清病源，以便防治，1936 年，冯兰洲医师在梧州、柳州、百色、田阳、龙胜、

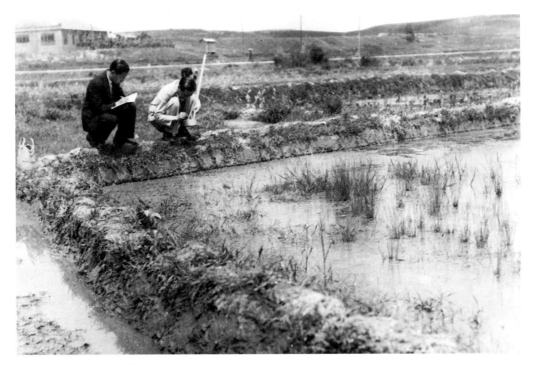

防疫工作人员在池塘和湿地捞集虐蚊幼虫。

工作人员绘制并用针插标志，展示广西全省疟情示意图。

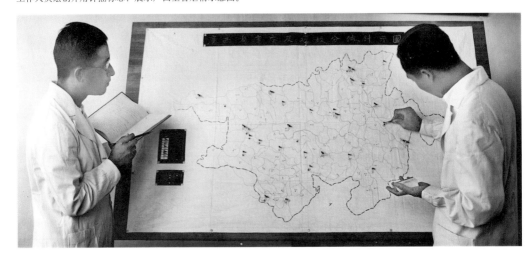

南丹、宾阳等地开展调查，结果是居民脾肿率为43.79％，原虫率为56.47％，恶性疟占55.29％，间日疟占30.35％，三日疟占0.51％，混合感染占13.85％。同一年，姚永政医师在宁明和靖西等县进行调查，结果是居民脾肿率为75.78％，原虫率为46.88％。1938年，姚永政医师参加国联防疫团和广西的联合防疫工作，继续在广西各地对有桉蚊巢穴的物种和细菌特性的水样采集进行研究，查出了桉蚊的属性。同一年2月，国联防疫团的莱格烈博士在中越边境和广西宁明县隘店（Ai—Den）也做了疟疾流行情况的调查研究。是年6月，李士刚博士也先后在贵县郊区发现了疟疾策源地和痢疾病例；在柳州附近的迁江发现了被人误以为是霍乱的习见肠炎病例。

通过中外医学工作者广泛的田野调查、采集和实验研究，对广西疟疾病的疫源、疫情基本有了了解。以此为基础，他们绘制了广西全省疟疾和疟蚊分布示意图，并用标志针插在具体的分布点上，使观者对广西的疟情一目了然。同时通过扎实的论证，在我国首次证实所谓"瘴气"，就是恶性疟疾。

为了及时对疟疾进行防治，广西省主席黄旭初发出指示，要求各地卫生行政部门支持国联防疫团的工作。在使用奎宁（习称金鸡纳霜）药物治疗时，应注意检查，力求做到没有遗漏，不能让预防治疗存有商业行为的企图。经国联防疫团和各地医疗部门的估计，要对25个疟疾重灾县全面使用奎宁防治，每天需用药约80公斤，每月需用药2.5吨，8个月共需用药20吨。由于无法满足如此巨额的药物需要量，结果只能重点用在每年夏（4月）、秋（10—11月）两个疟疾高发期。疗效虽然不错，却难以达到全面开展防治的目标。

霍乱

霍乱，民间俗称吐泻症，也是当年广泛流行于广西广大城乡的时疫之一。因为传染迅速，死亡率高，民间常有"上午抬人出去埋，下午自己被人抬"之说，听来十分恐怖。

据罗解三主编《广西通志·大事记》载：1937年，"全省霍乱大流行"。是年9月下旬至10月，南宁霍乱患者即达782人，死亡472人，死亡率约为患病人数的60％。

1926年，桂林霍乱流行，死亡2000余人。此后连年皆有发生。1939年因患霍乱病人太多，医院收容不了，乃以小学课堂作为临时病房。当时从各县征调到桂林修建机场的民工数千人，因恐染上霍乱，一夜之间逃避一空，桂林通往四乡的道路均有死尸，死亡人数以千计。

柳江县从清代至民国，就是"瘟疫频发，损失惨重"的地方。1937年，柳江霍乱大流行，波及广大城乡，死亡甚多，柳州长寿街的棺材被抢购一空。其中三都乡因患霍乱致死者即达300余人，百朋乡勉达村，八日之间，死亡36人。个别人家，老少数口全部病死。成团乡九歪村153人，因霍乱流行，数日之间，即死亡89人，幸免者全部外逃，以致全村空无一人。1940年5至7月，柳江县死于各种传染性疾病者即达473人。在此期间，与柳江相邻的榴江县疫情不断，其中因患霍乱死亡者，最高年份竟达患者的94．7％！

1942年，武鸣县霍乱流行，患者231人，死亡123人，死亡率超过患病率的50％。同一年的春、夏两季，融县霍乱流行，牛岭圩死亡40余人，

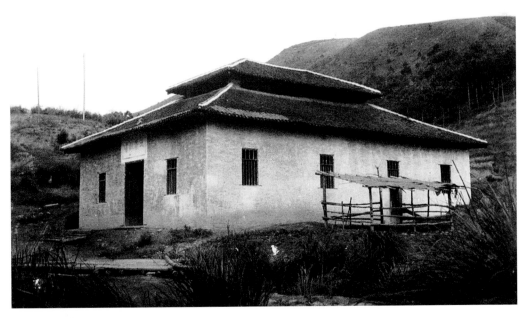

利用乡村民团的公房收容病人

利用乡村民团的公房收容病人

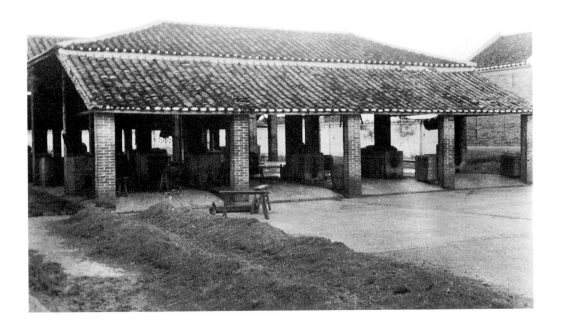

长安镇死亡 50 余人，有 1 户 5 口死去 4 人的。到处关门闭户，人心惶惶。梧州也有霍乱流行,医院收治 207 人,死亡 48 人。其他各县,亦多类似情况。

为了加强对霍乱的防治，广西省政府设立了预防霍乱的专门委员，负责协调与国联防疫分团的工作。鉴于疫源常来自省外各地，从 1938 年起，在全县、梧州、龙州和南丹县的六寨等交通要口设立了卫生防疫站，检查从湖南、广东与香港、澳门、越南和贵州等地进入广西的旅客，并由卫生巡逻队和卫生警察进行卫生监督。同时由各卫生区的医护人员和国联防疫团通力合作，腾出乡村、民团等一切可用公房，或在各地荒郊搭盖简易帐篷，建造茅寮草舍，负责收容、隔离和医治霍乱患者，同时开展环境卫生管理，从治本入手。

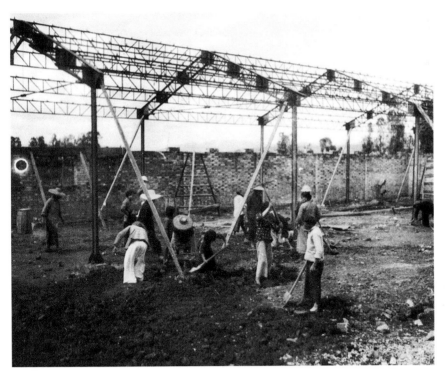

抓紧搭盖临时房屋，以便收容各种疫病患者。

巡回医疗队在临时搭盖的茅草房为收容的病人治病。

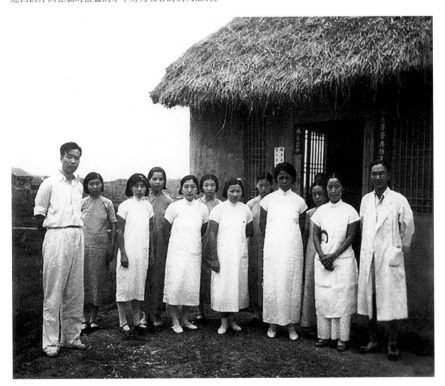

肝血吸虫病

在广西，血吸虫病的发生和流行，如同疟疾一样，已有很长的历史，危害居民的健康也甚为严重。患者不论是男女老少，皆面黄肌瘦，腹显青筋，随处可见"女人肚大不生仔，男人也变大肚娘"的可怕景象。一般是"远足部肿胀即死"，难以救治。

人们对肝血吸虫病的科学认知，却迟至抗日战争时期。第一个科学破解这种疫病者，也是姚永政医师。1938年，他在国联派遣的美国医生的配合下，首先对南宁行政区的宾阳县王灵乡进行血吸虫病源调查，结果在该乡六合村的河沟中，发现一种有血吸虫寄生的小螺，通过检验，发现小螺内寄生有血吸虫，可以从人体的毛孔和饮水进入人的机体，寄生于肠胃之中。

日久，肝脾逐渐肿大，尤以小孩患者居多，每致患者不治而死亡。继之把调查范围扩大至三王、绿竹、镇宾等乡的100多个村庄、70多处河流和池塘，同时对人畜粪便进行检验，结果发现：除镇宾乡外，其他各个乡村都有血吸虫感染，而以王灵乡的六合、八卦等村最为严重。而从粪便中检验表明，有50%的血吸虫卵寄生其中，同时发现居民蛔虫感染率为85.9%。姚永政医师曾经考虑把水塘、粪便做干燥处理，并用在河沟撒放化学药剂的办法，杀死血吸虫的寄生钉螺，以消灭由日本血吸虫引起的疾病，而又不损害河流的水质，但效果不大。

在武鸣县的陆斡、府城、仙湖各乡的村庄，也是肝血吸虫病的多发区，

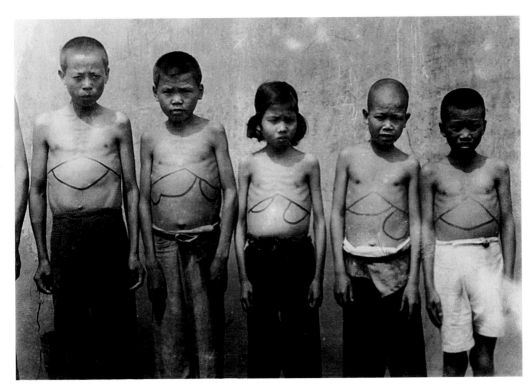

宾阳县王灵乡血吸虫病病人之一部

宾阳县王灵乡田沟内收集血虫之中间宿主钉螺

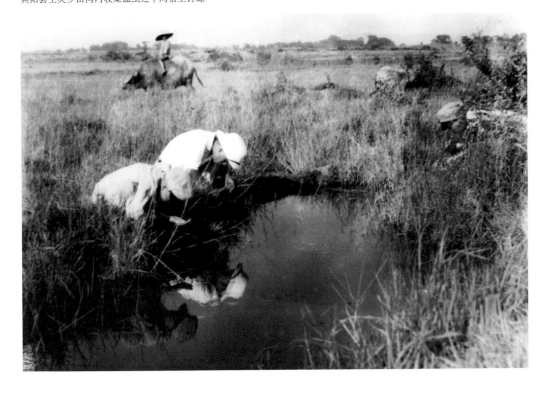

群众深受其害。其中陆斡乡的二塘玻璃屯，50多户人家，因患肝血吸虫病致死者甚多，最后只剩下3户8人幸免于难。其他地方亦多此种恶疾，得病者束手无策，能侥幸治愈者极少。

天花麻疹

　　天花俗称痘或者痘疱，是由天花病毒引起的烈性病。通过接触或飞沫进行传播。人和某些哺乳动物都能感染，而以儿童染天花者最多，早期症状是先发高烧、头痛，全身疼痛，呕吐等，继而依次成批出现斑疹、丘疹、疱疹和脓疱，中心凹陷，约十日左右结痂，脱痂后留有疮疤，即麻子。天花患者可以终身免疫，严格进行隔离、检疫或接种牛痘，可以预防。

　　在广西，天花也是新中国成立前流行颇广的疫病之一。今据几个地方志书的记载，即可看到它的流行和为害概况。如上林县，新中国成立以前，天花和麻疹、霍乱、疟疾、痢疾等同为地方常发的传染病，一年四季不断发生和流行。有的村，因为流行天花，小孩竟有死去三分之二的。1928年，武鸣大明山一带农村天花流行，此后连年不断，1932年，县属宁武、梁新、赖雷、苛宏、皇后等村乡皆有天花流行，灾害十分严重。1930年，北流县"天花流行、死者无计"。1933年，郁林报患天花病者279人，死亡35人。1936年春，融县镇东乡一带天花流行，冶安村兰洞屯6户20人，因患天花死亡者4人。1936—1946年，十年之中，榴江、雒容、中渡三县出现天花大疫五次，死亡率33.87％，户均1.67％。1843—1844年桂东的富川县天花大流行，"死亡人数众多"。

　　据《桂政纪实》提供的统计数字，从1937—1940年，广西全省患天花有数可查者共8225人，死亡966人，其中1937年患者1289人，死亡209人，1940年患者4890人，死亡230人。其余两年患者2596人，死亡

527 人，年均患者虽然不多，但年均死亡者都高于前面的两年。李宗仁桂系政府虽然深感问题严重，并以南宁、柳州、桂林、梧州、郁林为中心，在各县分别提前接种牛痘进行防治，但还是疫情不断。

麻疹也是广西当年常见的急性传染病，俗称痧子，多见于婴幼儿童。发病时先发高烧，上呼吸道和眼结膜发炎，兼有咳嗽、流涕、惧光等症状，两三天后全身出现红色丘疹，常并发肺炎、中耳炎、腮腺炎等症，但经治愈后即可长期免疫。从广西各地方志书记载，上世纪 30—40 年代，广西各地的麻疹疫情亦不少见。

麻风

麻风病属慢性传染病，病原体是麻风杆菌，患者先是皮肤麻木，变厚，颜色逐渐变深，表面形成结节，眉毛、头发脱落，手指、脚趾变形以至溃烂。据各地方志书记载，新中国成立前，广西各地多有麻风患者。如陆川县，1934年4—5月，县属的城治、北安、平南、南乡四区的19个乡，都出现了麻风病患者。1937年，武鸣发现麻风病14例。宾阳县各地，也都多处发现了麻风病患者。与武鸣相距不远的隆安县，也是麻风病流行区之一。据龙如森主编《广西通志·医疗卫生志》记载：抗战初期，广西99个县中有97县发现有麻风病患者，合计981例。

为了救治麻风病患者，早在1905年（光绪三十一年），法籍神甫周怀仁（Herand）即在南宁创建麻风病人收容所，收容流落于南宁大坑口一带的麻风病患者数十人，并给予医治。旋又筹建南宁麻风收容所。1912年正准备把病人转入收容所时，地方政府为了断绝麻风病患，竟把患者数十人全部杀害。

绥渌亭凉麻风院（今扶绥柳桥乡西部的山里），是法国教士李玛诺（Maklot）请得用地建造的，把附近几县的麻风患者集中治疗。1938年正式开办，有法籍神甫李玛诺、苏亿民、广西籍修女范玉琼、黄若珊等共10人在内服务。（朱名遂：《广西通志·宗教志》第一篇《天主教》）

由于防治技术落后，新中国成立前，麻风患者一经发现，即被赶至荒山野岭枪杀、活埋或烧死。同样是根据《广西通志·医疗卫生志》的记载：

1916年，邕宁郊区曾出现麻风病患者80余人被集体杀害的悲剧。稍后，陆荣廷在他的家乡武鸣也以枪杀、火焚的手段，集体杀死麻风病人60余人。李宗仁桂系政府有鉴及此，特作出规定：病患者家属应在指定的荒僻处搭盖茅寮草舍，将患者赶至该处进行隔离，并由所在县酌情拨款向患者提供衣食，由所在乡村公所严加管理，不许外出，"如有外出者以匪盗论"，其家属亦不许随便前往探望。虽然比枪杀、火烧、活埋人道一些，但也是远离尘世，六亲不认，只能与禽兽同处！

鼠疫

鼠疫，又称黑死病，俗称人头瘟，也是急性传染病。病原体来自鼠疫杆菌。啮齿动物如鼠、兔等染病之后，再由蚤传入人体。根据症状不同，可分为腺鼠疫、肺鼠疫、败血型鼠疫三种。从历史记载可知，早在清代同治、光绪年间，直至民国初年，广西即常有鼠疫发生。1919 年 9—10 月间，马平（柳州）城乡鼠疫流行，死亡千人。上个世纪 30 年代，广西发生鼠疫的有龙州、百色、邕宁、宁明、靖西、罗城、象州、北流、郁林、岑溪、贺县、永福、桂林等 39 县。其中 1939 年一年，鼠疫流行者即有 22 县之多。每年死亡者亦众。

性病

　　主要是寻花问柳场中出现的疾病，如梅毒、淋病等等。新中国成立前，广西各地也多有发生，因被视为生活"丑事"，故多讳疾而不到医院治疗。具体患病人数亦难以统计。1938 年 5 月，国联防疫团的穆克瑞到梧州调查，梧州医院院长英延龄告诉他，每天到医院求治的淋病和梅毒女性患者约有 10 例左右，还有许多碍于情面或以卖淫为生而回避检查与治疗。

　　据黄庆勋主编《武鸣县志·卫生篇》记载：1939 年，到武鸣省立医院就诊的男女性病患者共计 148 人，其中通称花柳病者 74 例，梅毒 17 例，淋病 50 例，软性下疳 7 例。

　　再看地处中越边境的龙州县。据余晋良主编《龙州县志·卫生志》记载：1939 年至 1941 年，全县仅花柳病一项，患病者即达 961 人。

　　武鸣、龙州如此，作为当时广西通都大邑的梧州，又岂能以 10 数病例了得？！

　　疟疾、霍乱、肝血吸虫病、天花、麻疹、麻风、鼠疫、性病，都是当时危害人民生命至大的传染时疫，也是中外医防工作者全力以赴，深入实地，广泛调查，大力整治的传染疾病。曾经得到国联防疫团监察长拉斯内关注的宁明县，1933 年，在驮藏、洞卢两村还流行"眼黄病"，患者全身发黄，不思饮食。重者三五日即死，轻者十天半月亦亡。洞卢村死亡百余人，驮藏村死亡十余人。死者多用草席裹埋，或暴尸荒野。此外，还有伤寒（俗称大热症）、肺结核（又称痨病或肺痨）、蛔虫、蛲虫、钩虫和甲状腺肿大（俗称大颈病）等等，也都是当时严重影响人民生产和生活的疾病。

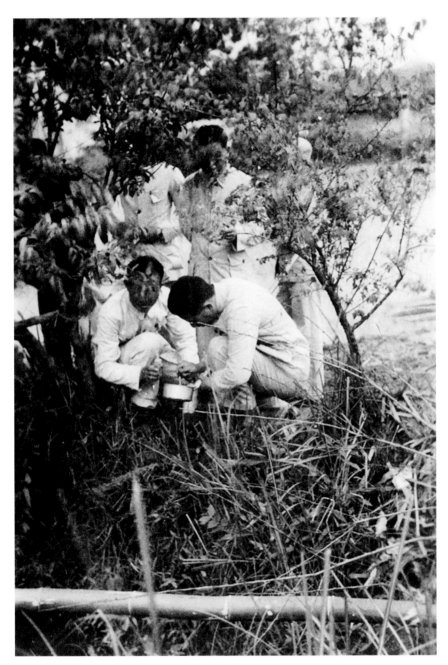

中外防疫人员在荒郊寻觅并观察分析采集到的标本。

第三篇　实施疫病防治

广西疫情严重，已于前述。对疫病的防治，李宗仁桂系政府也早已关注，并且作出了一些防治时疫的措施。1934年11月，颁布了《广西省传染病预防章程实施细则》，要求各地照章积极开展防疫工作。同时责令各地政府，如发现有传染病患者，应立即向省政府报告，并通知有关卫生区事务所，迅速派出医护人员前往救治。

抗日战争爆发以后，各沦陷区难民大批涌入广西。为了防止疫病流行，广西当局加强卫生防疫，在桂林、梧州、柳州、南宁、宜山、百色等地成立防疫委员会，负责车船旅客的防疫工作。每年夏、秋两季，在梧州、全县、鹿寨、柳州、南宁、龙州、郁林设立卫生检疫所，同时成立医疗防疫队作巡回防治。

但是，限于人力、财力和物力，无法全面推广实施，只有分别主次，先从圩街卫生抓起。1937年12月27日《南宁民国日报》报道：广西省政府制定《各圩街卫生应注意事项》，电发所属切实遵照办理，内称：

> 各县圩街，为人民会集之所。一切设施，是为各村屯之表率。本省实施保健事业，最重乡村卫生普遍推行，而推行乡村卫生，必须由圩街卫生着手。近年各县对于圩街卫生，虽已大体注意，但尚未能普遍收效。兹为积极推行起见，特就简而易举各事，制定广西各县圩街应注意事项，电发各区行政监督、各县政府、各警备区署督饬所属切实遵照办理，并随时指导进行，期收实效；一面由县按季将各圩街遵办情况，分类详报查核。随列"各县圩街卫生应注意事项"四个方面共19条，涉及环境卫生，居室卫生，

饮食卫生和畜禽管理与灭蝇捕鼠等事，基本涵盖了疫病预防的各个方面。

1938 年国联防疫第三分团进驻广西以后，与广西政府联手开展防疫工作。因为他们来华工作的人员不多，除拉斯内负国联防疫第三分团总责，穆克瑞担任财务与调查联络工作外，罗马尼亚籍的犹太兽医专家居伯斯泰担任家畜保育所技正兼制药股股长，邬碧婷博士负责人用疫苗的生产，同时由他们通过各种渠道，从国外进口短缺的疫苗。而深入全省各地的防治工作，则由中方各有关部门医护人员负责。防治的原则是治标和治本结合，防治的执行是从各地区的中心城市向一般城镇推开，防治的重点是常见多发、为害严重的疟疾、霍乱、天花和血吸虫等传染性疾病，工作的方法则是宣传、防治、检查与奖罚并行。

防治疫病的宣传

据龙如森主编的《广西通志·医疗卫生志》记载：医疗卫生知识的宣传教育，在广西早已开展。1922年，梧州省立医院首先编印发行了《卫生旬刊》和《广西卫生旬刊》。同一年，广西军医院编印发行了《健社医学月刊》，主要宣传各种疾病的医疗和医药知识。与此同时，广西省广播电台还特约广西军医院各科主任定期向听众播讲卫生常识。1935年，广西普及国民基础教育研究院每日也安排一定时间，在广播电台向群众宣传卫生常识。到1937年和1938年，广西各个卫生区都利用标语和图画的形式，广泛开展卫生知识的宣传。1938年，广西省政府还搜集各地有关卫生宣传教育的文字、图画、器具、模型、影片、动物标本等等，举办卫生宣传教育展览会。根据报道：从1938年到1943年，广西各地还分别组织防疫大会、夏令传染病演讲会、冬季时疫预防演讲会，同时还派医疗队下乡巡回讲演，或通过家庭访问、个别谈话等方式，开展卫生知识的宣传。据统计，在这六年间，有关卫生知识的讲演及谈话，合计19550次，接受卫生知识宣传教育的人数，合计181.2万人（次）。

中外联合防疫团在广西开展工作以后，为了让群众了解各种疫病的性质、症状、病因、危害以及防治的方法，使群众主动配合疫病的防治，他们也不辞辛劳，经常走上街头，深入农村，采用文字或口头宣讲的方式，向群众开展防疫宣传，号召大家行动起来，和防治人员配合，共同开展对各种疫病的防治。下面是1938年2月到7月，国际联合防疫团在广西卫生教育处和组织处的协助下，在南宁、桂林、梧州三个卫生区进行流行病防治宣传的记录：

卫生区	讨论会		家访	张贴广告		卫生知识传单
	次数	听众		疟疾	流行病	
南宁	9	3200	12	5000	5590	21000
桂林	9	5346	77	3140	3140	18000
梧州	388	4050	39	850	850	10200
合计	406	12596	128	12000	9080	49200

据拉斯内说："下半年的结果还要更好。"在这场防治流行病的宣传活动中，他自己给南宁军事医学院校的学生开了两场报告会。一次是"军事医学在保存战斗力中的作用"，另一次是"战时军队卫生部门的运作"。由此说明：他还是一位军事卫生专家，称他为拉斯内将军（Generalder Lasnet）也是名实相副的。

当时，防疫医疗队员远赴省内各地，向群众宣传防病治病的知识。他们在课室四周，挂满了图文并茂的宣传画，听讲与看图结合，有利于大家对各种时疫以及防病、治病的认识。在1938年至1940年的三年中，他们对于各种疫病的防治和卫生教育，是做了大量工作的。

疟疾是多发常见、为害群众健康十分严重的时疫，为了让大家对它有所了解，以利于防治工作的进行，内政部卫生署华南区防疫专员、国联防疫委员会第三防疫团联合办事处共同设计，以通俗易懂的语言，附以形象的图画，印制了大批防疟、抗疟和识别疟疾的标语，同时编印了广西防治疟疾方案的小册子，说明习称的瘴气和羊毛痧，就是疟疾。而疟疾的病源来自蚊子的传染。因此，要防治疟疾，必须灭蚊、防蚊，同时抓紧服用奎宁，即习称的金鸡纳霜等药品。

防疫宣传的另一个重要举措，就是由防疫医护人员、卫生警察和街道干部，联合组成防疫宣传队，高举宣传牌子，出版防疫板报，手抱防疫传单、敲锣打鼓、沿街向群众宣传防治疫病的知识。在宣传的板报上，可以隐约看见"霍乱可怕，预防趁早"，劝告大家勿喝生水，注意消灭蚊蝇，及早注射预防针等等。南宁的防疫医疗队，高擎彩旗和防疫宣传牌子，走在兴宁路上，向过往的群众宣传防疫医疗知识。

高高挂在梧州大街上的宣传横幅，以醒目的文字告诉过往的群众："要免霍乱、伤寒、赤痢，快来预防注射。"在梧州，防疫宣传和疫苗注射是结合在一起的。对此，穆克瑞曾有报道，他写道："在梧州，王（wang）博士想找一个乐队，每天伴随彩灯和彩旗跑遍全城，队伍里有一位演讲家在公共场所进行宣讲，当公众正好出现时，疫苗接种会马上开始。"

还有些卫生警察和防疫人员，不辞辛劳，走家串户，向居民宣讲防疫医疗知识。深入、广泛的宣传，增强了人民群众的防疫意识，为疫病的防治，提供了有利条件。

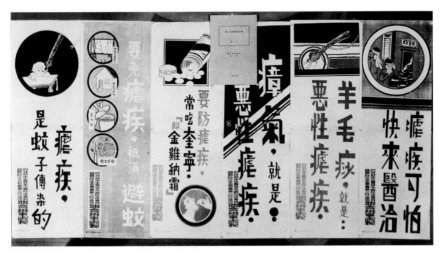

宣传疟疾防治的标语

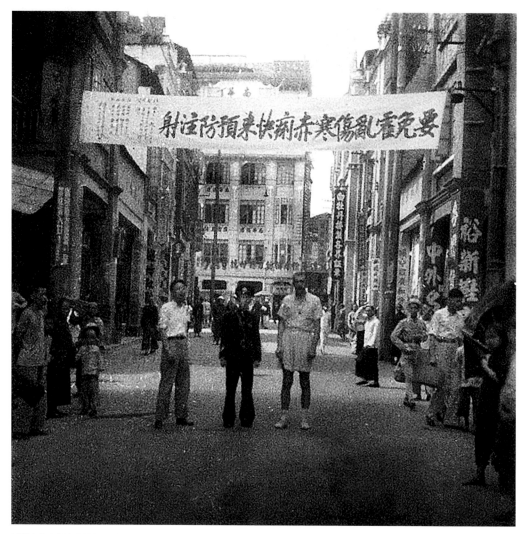

梧州大街上的宣传横幅，以醒目的文字警示过往的群众："要免霍乱、伤寒、赤痢，快来预防注射"

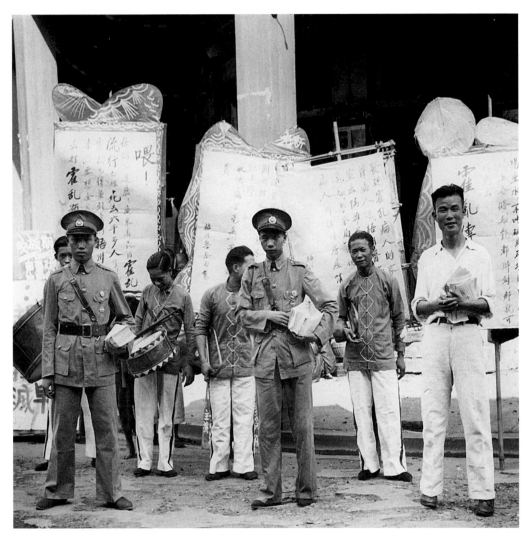

防疫医护人员和卫生警察联合组成的街头宣传队

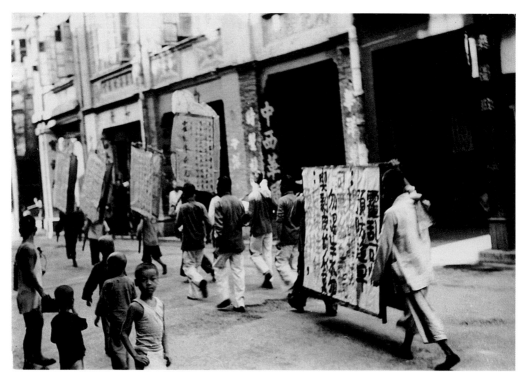

在南宁兴宁路宣传的热闹场面

活跃在郁林街上的卫生防疫宣传队

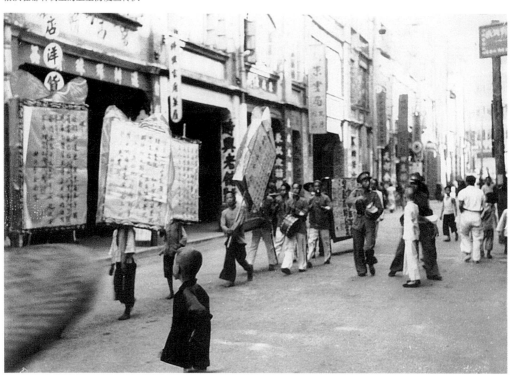

环境卫生的整治

在广西，注意环境卫生，不少地方早有行动。梧州地接广州、香港、澳门，为广西商贸进出第一大埠，对市容清洁早有措施，1903 年（清光绪二十九年），梧州设有巡警 2 名、配以清道夫 20 名、吏目 1 名，负责清扫街道。进入民国以后，清洁队在城中、城南、城北和江滨四区设立 4 个清洁站，由环卫工人清扫街道。他们的工作条件差，生活极为艰苦。但工作认真负责，受到社会各界的赞许。1927—1932 年，清洁队自制牛拉洒水车一架、木架结构，以大铁桶装水，在市内主要街道进行洒水作业，清洁街道。与此同时，警察局卫生队还在市内设置几十个果皮箱，悬挂在路边的木头柱上。箱面画有各种果皮残渣，附以文字，劝人勿随地乱扔果皮、杂物，讲究卫生，保持环境清洁。第二年，警察局又在各主要街道砌起 3—4 个垃圾池，小街小巷则由清洁工拉车、摇铃收集民户垃圾。然后再由清洁队用牛车将所有垃圾运至郊外，统一用火焚烧处理。

但是，与此同时，环境卫生有失整治的地方相当普遍，特别是广大农村，尤为严重。如桂北的罗城、天河县，虽然，在民国初年陆荣廷桂系治时，也曾"开展捕蛇、捕鼠活动，但收效甚微。广大农村，里里外外，人粪、狗屎、猪粪、牛粪、污泥、污水遍地可见，苍蝇、蚊子、臭虫、虱子无处不有"。（潘克蕃:《罗城仫佬族自治县志》第三十三编《卫生·教育》第一章《卫生·公共卫生》）

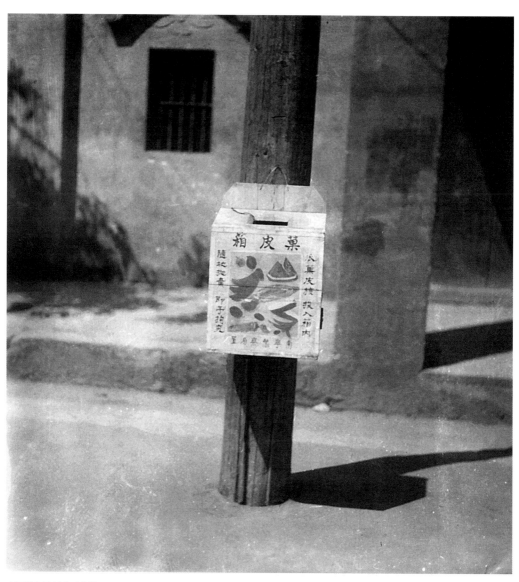

文图兼备的果皮回收箱

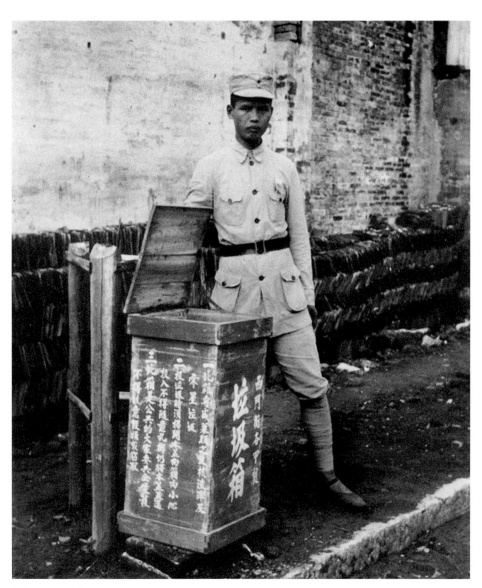

垃圾箱旁的卫生警察

1934 年 11 月，广西省政府公布《广西公共机关清洁规则》。1935 年
2 月 13 日，省政府又公布《广西大扫除暂行办法》，通饬各县政府、公安
机关遵照执行。按办法规定：每年五月十五日，十月十五日举行夏、冬两
季大扫除。据记载：当年全省 99 个县，举行夏季大扫除的有 66 个县，举
行冬季大扫除的有 58 个县。1936 年，大扫除运动进一步推开，全省举行
夏季大扫除的有 77 个县，举行冬季大扫除的增至 97 个县。（参看《广西
通志·卫生医疗志》第二编《爱国卫生运动》）

1937 年，环境卫生运动从县城、机关向圩街、乡镇拓展，是年冬，
广西省政府制定《各圩街卫生应注意事项》，要求各地切实遵照执行。因
为实施保健事业，最重乡村普及；而推行乡村卫生，又必先由圩街卫生着
手。据此，从"环境"、"房屋"、"饮食"和"兽虫"四个方面，制定圩街
卫生应注意并切实遵照执行的事项。内中有关"环境卫生"者六条；涉及
圩街道路的平整，道路两旁及圩街周边植树造林，道路、沟渠、污水的排
放；圩街周围公厕的设置和管理；垃圾脏物的清除和火化等等。

省政府有关环境卫生的办法下达以后，得到了各机关和县、市的响应。
成立了清洁会的隆安县，接省府指示后，即在各个乡镇、圩场设清洁工 1—
2 名，每当圩市散场清扫街道与圩场。（陆顺天：《隆安县志》第 24 篇《卫生》）

雒容、中渡、榴江等县，接受省政府有关开展环境卫生运动的要求以
后，也曾发动群众，开展环境扫除、灭蚊、扑蝇、捕鼠等等。但因起步过
于仓促，效果不佳，于是加大环境卫生宣传。1934 年，雒容先后开展三
次环境卫生宣传，同年举行群众大扫除两次。榴江开展卫生宣传两次，结
合宣传进行环境卫生大扫除。中渡在举行两次卫生大扫除同时，还在县城
配清洁工人，在主要街道设置垃圾桶。1940 年，雒容、中渡两县 17 个乡
共发动 5351 人参加清洁大扫除，同时印制卫生传单 2630 份。雒容县还挨
家挨户进行一次清洁检查。（王航《鹿寨县志》第二十篇《卫生》）

1938 年，郁林县在政警队内设清道夫 20 名，负责城区街道的清洁工作，并在偏僻街道设置垃圾箱和鼠箱。（陈国河：《玉林市志》第三十九编《卫生·教育》第一章《防疫》）。在西门街，还有"各甲共制"的垃圾箱。箱的侧面写有垃圾箱"使用公约"三条：

（一）此箱专盛果类之皮核渣滓及零星垃圾；

（二）投垃圾时须揭开本盖向箱内小心投入，不得随意乱掷，仍将本盖盖还；

（三）此箱是公共的，大家要共同爱护，不得故意毁损或窃取。

根据省政府的要求，梧州也在 1939 年设立了卫生督察队，对街道环境卫生和饮食、旅馆、理发等服务行业实行管理。（黄方方、田日隆：《梧州市志综合卷》《公共事业志》第五章《环境卫生》）

平乐县在省政府的号召下，1940 年开展了夏、冬两季全县大扫除，参加者多达 40076 人，清除垃圾 11106 担。（张炳强：《平乐县志》第四编《文化·卫生》）

南宁警察局为了街道的环境卫生，专门制造了一批载重 100 公斤、两个木轮用铁皮包裹的手推垃圾车，每天到各个街区收集垃圾，集中进行处理。

在号召开展环境清洁卫生的同时，广西省政府还命令各县建造牲畜屠宰场。此举既有利于居民肉食卫生的改善，又对环境卫生大有帮助。所以，南宁、梧州、郁林、柳州、桂林直至各个县都普遍遵令照办。1938 年，国联防疫团成员穆克瑞的梧州之行，对此作了有趣的报道：

　　梧州屠宰场中的屠牛场，有两个分别用途的亭子，一个用于杀牲口，另一个才是用于宰牛。对于杀牲口场，没有什么需要改进的。但对屠牛场，

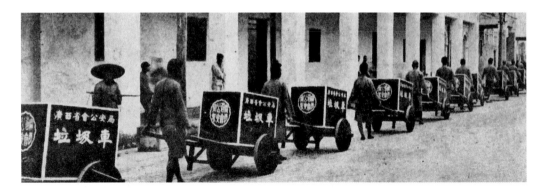

南宁警察局的垃圾车队

清洁大扫除，卫生警察用水冲洗街道。

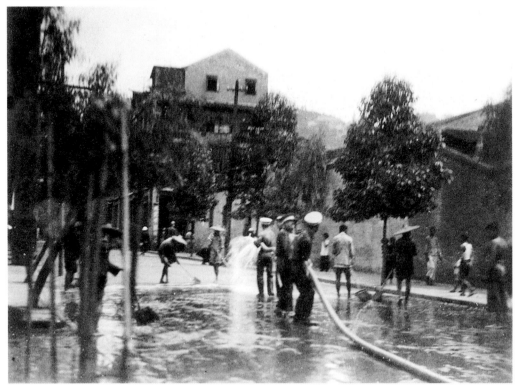

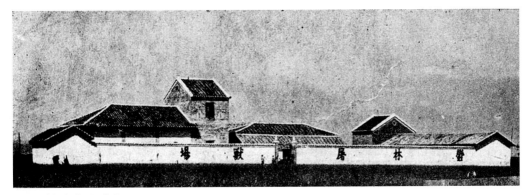

郁林屠兽场（《广西一览》）

防疫卫生人员上街检查并参与卫生大扫除

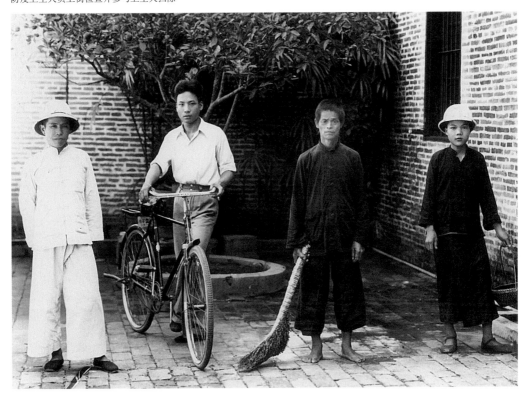

地面应铺水泥，原地面为石板。石板地面虽然也做清洁，但肯定是用旁边不远的地方流过的溪水冲洗的。而许多厕所向小溪溢出粪水，在靠近小溪的地方，还有等着被宰杀的牲口棚。

屠猪场则为水泥地面，但已完全龟裂，地面积满了被宰牲口的血和碎屑，使人很难进到里面。因为有成千上万只苍蝇阻止你进去。

上面讲的是国际友人对当年梧州屠宰场的观感，可惜他没有给我们留下实地拍摄的照片。

我们在这里介绍的是 1935 年《广西一览》留下的"郁林屠兽场图"。郁林屠兽场虽然没有宰牛、宰猪之分，而其规模确实很大。如果不是围墙上雕砌有"郁林屠兽"几个大字，很可能会误认为是政府办公机关或哪个企业的厂房哩！

广西省政府当年要求各县普遍建造屠宰场，虽然尚有许多不足，但较之过去不分良畜、病畜，随地屠宰，污水四溢，既污染了生活环境、又难以保证居民肉食的安全是大有改进的。

为了宣传卫生防疫知识，了解民居的卫生状况，卫生防疫工作人员和卫生警察还深入居民住宅，挨家挨户了解情况，作出评判。这里看到的两张照片，一张反映的是卫生防疫人员和卫生警察手执小旗，到民户门前检查卫生状况，宣讲卫生防疫知识和要求（见第 90 页）。另外一张照片反映的是：工作人员检查完毕以后，还要把检查的结果，或者宣传防疫卫生知识的宣传品，张贴在门外墙上（见第 91 页）。其中可能是表扬，也可能是批评，还会提供卫生防疫的知识。对于流动的人、畜卫生进行检查，也是卫生防疫工作的重点。这是一艘人、畜混装的船只，露天的船舱上堆满了猪笼，仓中和船顶则挤满了搭客，船靠码头以后，卫生防疫人员、警察和医护工作者，来到船上进行卫生检查，并视实际需要作出必要的防治措施

（见第 92 页）。

在卫生防疫检查、评比的工作中，有些地方要求比较严格。1940 年，平乐县进行的夏、冬两季全民卫生大扫除，经过检查评比，有 75 户人家得到奖励，同时有 118 户人家或单位受到处罚。（张炳强主编：《平乐县志》第四篇《文化·卫生》）

广西省政府提倡的环境卫生运动，从 1934 年起虽然得到广泛响应，1938 年中外联合防疫工作团在检查、督促和实施方面也做了不少工作，但是，从总体而论，发展并不平衡。有的偏远的县区，如桂西北的乐业县，直至 1945 年抗战胜利以后，县政府、乡公所和部分学校，才开始逢节日时开展环境卫生的大扫除运动。（朱伦欢主编：《乐业县志》）

尤有甚者，有些地方，却出现了一些倒退现象。此中以梧州最为典型。1938 年夏，国联卫生防疫团到梧州作环境卫生调查，在沿江街道和码头阶梯两侧，仍可见到污水横流，脏物随污水流到阶梯上面、"甚至经常流到行人脚下"的现象。更令人不解的是对垃圾的处理。在 1934 年至 1944 年的十年中，如前述，梧州对垃圾的处理，是由清洁队用牛车收集，统一运至郊外用火焚烧。到了 1945 年后，应其事者为图省事，竟改用木船把垃圾集中运至出口河段江中倒掉，造成不该有的二次污染。（黄方方主编：《梧州市志·公共事业志》第五章《环境卫生》）

还有不少县城、乡镇的街圩，街边墙下，垃圾随地丢弃、我行我素，无人监管，造成生活环境严重污染的情况仍不少见。

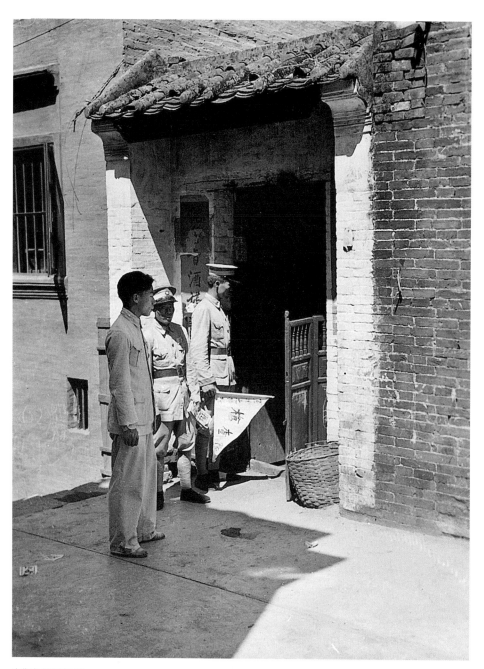

走街串户进行宣传

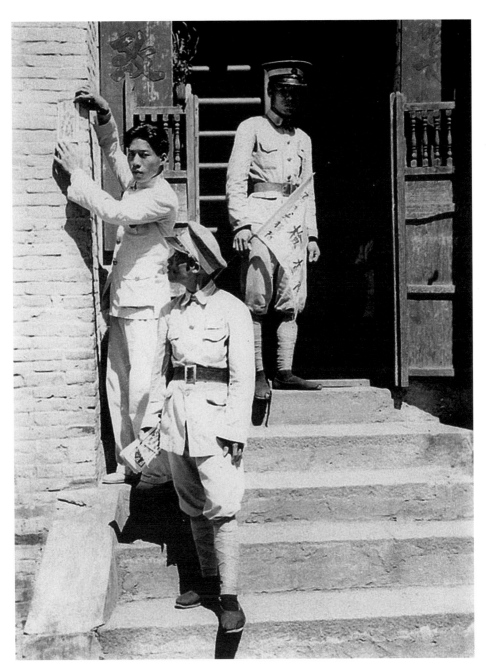

防疫人员在住户门前张贴检查结果。

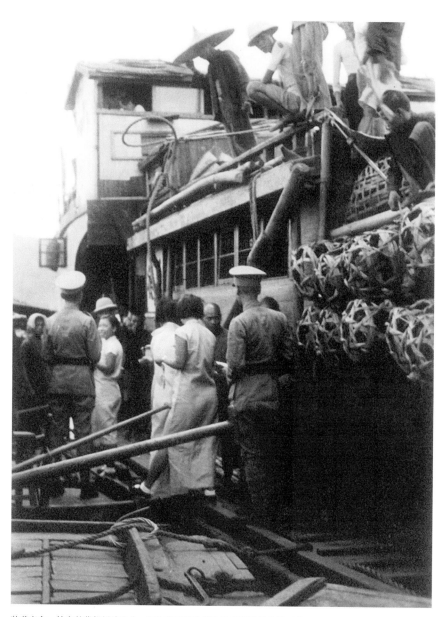

装载家禽、牲畜的货船抵达码头，卫生警察和防疫人员登船进行疫检工作。

讲究饮水卫生

司马迁《史记·郦生陆贾列传》有言："王者以民人为天，而民人以食为天。"说明"食"是人民生活的首要。民间也有俗话："病从口入，祸从口出"，说明饮食必须注意清洁。如果饮食"不干不净，吃了生病"，这也是民间的共识，说明讲究饮食卫生的重要。

说到饮食，首先是饮水卫生的问题。人可以一日无粮或少粮，却不可一日无水或缺水，是以水又是"食"中的首要。

广西民间饮水，多就近取自江河、池塘、水井或田头地角的积水。濒临江河的居民，饮水多取自江河，如龙州县城坐落左江上游，水口、平而两江的交汇处，故居民多到江中取水使用。其他临江居民，亦多如此。

桂西的隆安县，据陆顺天主编的《隆安县志》记载：新中国成立前，全县1240个自然村（屯），群众饮用河（溪）水的439个，饮用池塘水的390个，饮用地洞水的88个，饮用泉水的270个，饮用井水的53个。石山区及远离江河的村屯，群众多饮用池塘水，人畜共饮，饮洗并用，很不卫生。

桂中的雒容、榴江、中渡三县，据王航主编的《鹿寨县志》记载：居民多饮用沟溪、江河、山塘、水库之水，少数饮用泉水、井水，因水源污染严重，且又直接取水或饮用生水，故常导致疫病流行。濒临黔江的象州，据韦文机、韦敏主编《象州县志》记载：民国时期，石龙、马坪、运江、水晶等旱区，人畜饮水困难，有的村人畜饮水和洗涤衣物都同在一个混浊

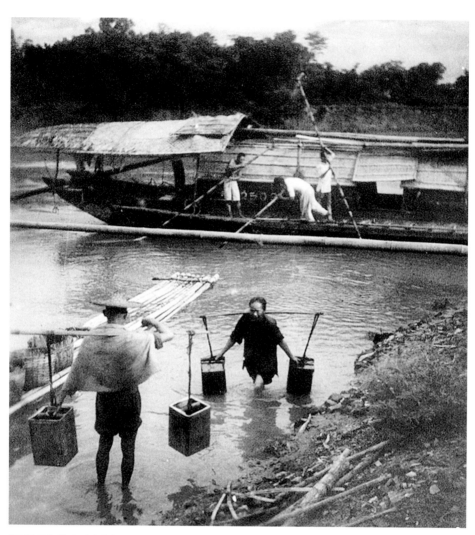

临江居民多到江河取水饮食

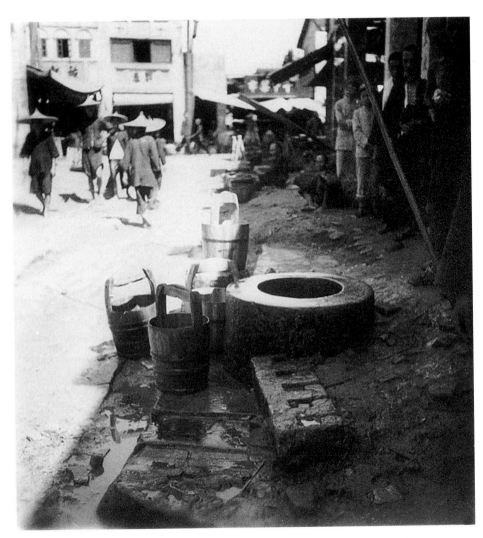

各地常见的路边水井

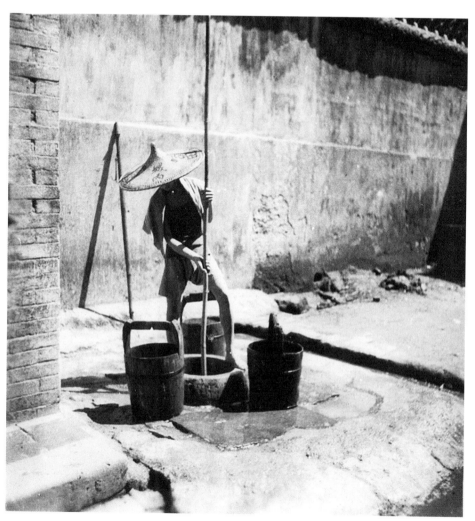

要水不怕水井深

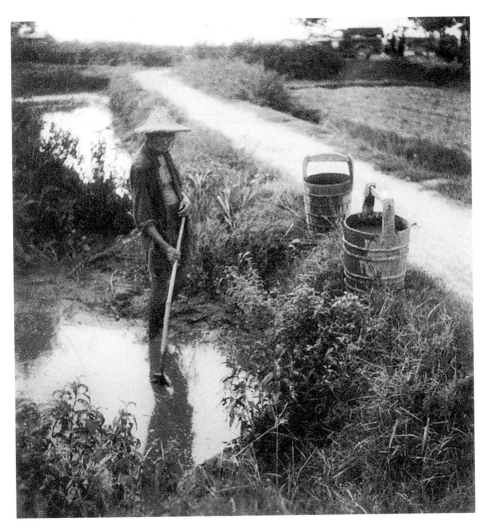

沟池取水

的池塘里，有的村，每年秋冬要到 1.5—4 公里外的小河挑水吃。

陈国河主编的《玉林市志》谈到新中国成立前郁林、兴业两县居民的饮水时，农村的部分群众使用的是井水，部分群众饮用江河、圳水，少数饮用池塘水。沙塘、高峰一带水源奇缺，而且混浊，有一水多用（洗米、洗菜、再洗手脚，而后喂猪、喂牛）等情况，农民则习惯以生水解渴。两县城区居民，多饮数米深的泥井水，少数饮用江水。

濒临江河的象州、郁林，居民日常饮水尚且如此困难，内地或干旱地区就更加困难了。

面对这种情况，广西省政府在 1937 年冬制定的《各圩街卫生应注意事项》中，关于饮水，提出在没有河流溪涧的街圩，须凿水井以供饮用。如遇水浊时，须以白矾清浊、消毒，或以沙炭清滤消毒。实际上，许多城镇街区开凿出来的水井，一无圈拦，二无遮盖，天旱风沙，雨天污水随时随地可以污染井水。请看以下两口水井（见第 100 页），井边满是垃圾，还是蚊蝇滋生之地，这种井水别说饮用，即盥洗用水亦不合要求。

梧州为三江（郁江、桂江、贺江）交汇之地，而且早在 1928 年即开始筹建自来水厂，1933 年正式建成营业。但日供水只有 1200 公吨，仅能供给千户人家，无法顾及万家使用。因此，居民用水仍有赖于水井供应。

这是梧州当年一口重要的水井。据防疫团的穆克瑞介绍，它四周有20 厘米的土质井栏，井口还有很大的井盖。但是肮脏的溪水从三个地方注入井里，溪水中甚至混杂有粪水脏物淤积在水井周围。而且水井内壁很差，也不密封。即使如此，许多妇女还是前来用很脏的水桶取水使用。另外一口水井的水虽然很凉爽、清澈，可惜能供应的水不多。

南宁和桂林虽然于 1934 年和 1935 年先后建立了自来水厂，但南宁水厂初建时只能供应 29 户用水，其中又多为政府机关。

桂林自来水厂供水能力也极有限，居民用水主要依靠江河与水井供应，桂林东临漓江,西有西湖,环城水系极佳。而据防疫团的国际友人调查统计,仅在南北东西四门之内的市区就有水井32个。所有水井都有高约80厘米的石圈护栏,井上还有井盖,供水相对比较洁净。

在当年的广西,因为许多地方的居民饮水极不卫生,故霍乱、痢疾等疫病经常发生,往往酿成大灾。中外联合组成的卫生防疫团于1938年开展工作以后,即大力进行居民饮水卫生的宣传与防治工作。他们用文字或口头劝告居民注意饮水卫生。并由政府官员、防疫人员和卫生警察实地检查井水的水质,以便制订治理方案。图中还可以看到两个赤膊的小孩,一个站在井边看热闹,一个在井口清洗他那一双邋遢的小手(见第102页)。

有的卫生防疫工作人员,直接到居民用水处取水进行检查化验。据卫生防疫团的外国专家在梧州的一次检验,每毫升用水即有细菌100,大肠杆菌300,说明饮用水污染不可忽视。

为了尽可能做到居民的饮水安全,卫生防疫团与地方政府合作,在梧州、南宁、桂林、柳州、平乐、郁林等城市,安装了用氯化物净化水质的设备,在卫生防疫人员和卫生警察的监督下,提供居民用水。这张照片,是南宁兴宁路口的供水站,居民正在挑桶等候取水。另一张照片,则是郁林街头的供水站,居民有序地在取水,两个儿童,一男一女,跟在妈妈或奶奶的后面,似乎也在关心饮水问题(见第103页)。

那些卫生区所在的较大城市,还在居民比较集中的地方,修建了蓄水量从500—1000平方米不等的蓄水池,并制订管理和使用公约。这是桂林乐群路旁的蓄水池。池下安装了三套供水的水管,池壁上写有"本井管理说明",大意是:本井之水,管理使用。每日上、下午抽水注满水池,居民可在水龙头取水,水桶注满后,即将龙头关好。取水不收分文,但不可浪费用水。为了保证正常供水,工作人员还经常到蓄水池检查与调试供水设备。

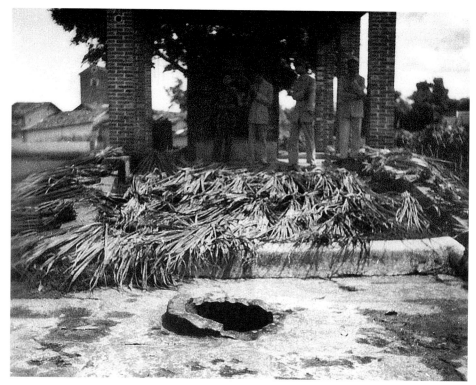

这样的水井极不卫生，难怪无人问津。

饮食用水与洗刷物品用水同在一个水井

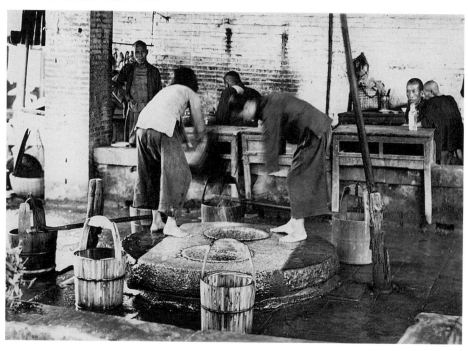

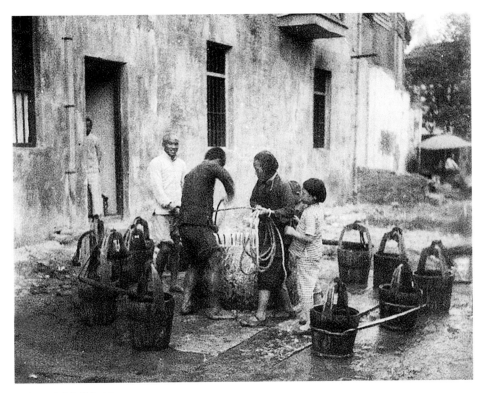

能使用的水井却供水不多

桂林居民区的水井

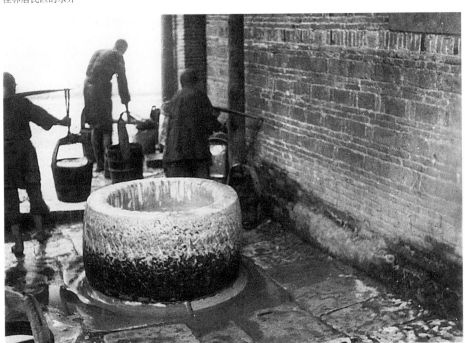

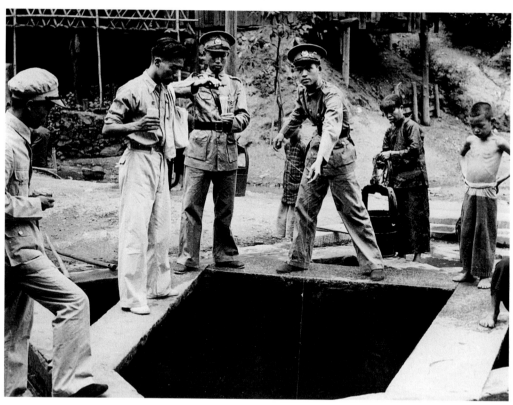

梧州政府官员、防疫人员和卫生警察实地检查井水质量。

工作人员检查饮用水质量

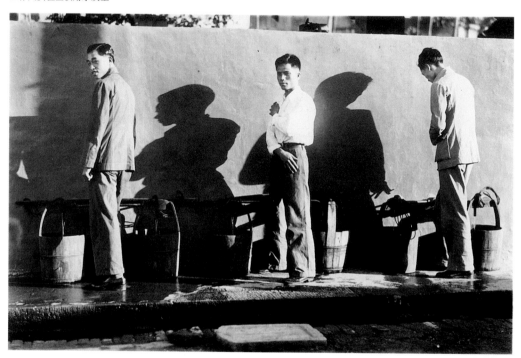

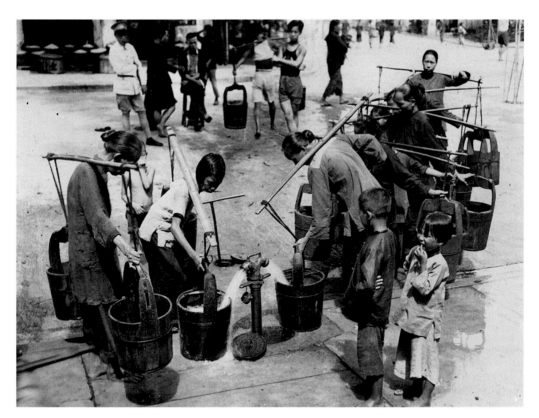

郁林街头供水站为居民供水情况

南宁兴宁路水站为居民提供经过药物净化的自来水

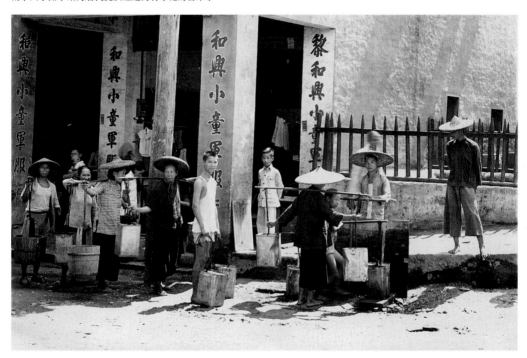

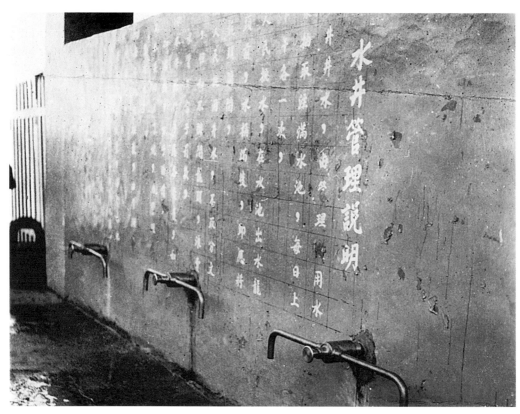

桂林水井旁的"水井管理说明"

防疫人员深入居民小区，给水池用水消毒

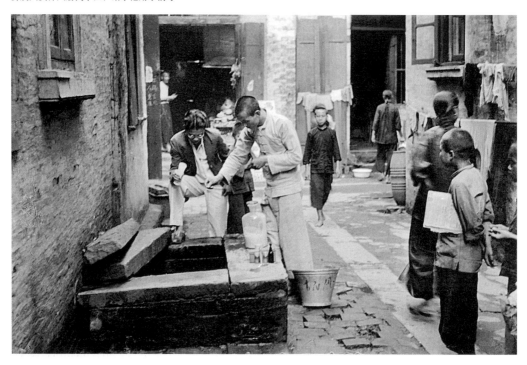

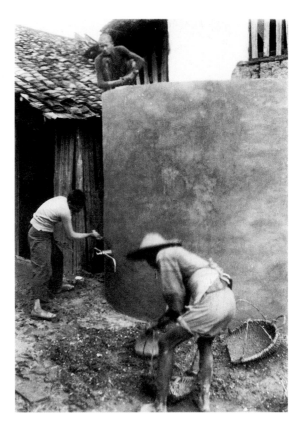

正在建造中的蓄水池，它形似大缸，池下部安装水管。

检查与调试供水设备

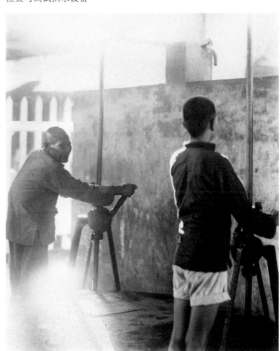

有些城镇的居民或居民小区，因为距离江河、泉井与供水站较远，多自建水池或大型储水罐蓄水备用。这种蓄水、供水、用水的办法，虽然可以解决一些问题，但清洁卫生却极难保证。

　　经过将近一年的努力，改善城市居民饮水问题取得了成效。拉斯内在他的《十个月之行的小结》中说：在防疫工作中，卫生设备并未被搁置一旁。我们已经谈论过下水道的翻修问题。与此同时，还有饮用水的供应问题。通过在梧州、南宁和桂林安装用氯化物净化水质的设备，建造蓄水池供应饮水，今年夏天，当受到霍乱威胁的时候，我们却欣喜地看到他们所作出的成绩。

注意食品安全

在 1937 年广西省政府制订《各圩街卫生应注意事项》中，对食品卫生提出了五项明确的要求。

一是"凡腐坏变质味臭之鱼、肉、瓜果、蔬菜，及患病或病死之牛、马、鸡、羊、鸭、鹅、鸽等牲畜，不得摆卖"。

二是"熟食糕、饼、糖果等摆卖，（应）加盖纱罩或玻璃罩，至少应用透明纸罩，以防蚊蝇及其他污物之侵入"。

三是"摆卖食物，须清洁煮熟"。

四是"未成熟之果，不得摆卖"。

五是"切开生果，不得浇洒生水（未滚过的冷水），切开后，须用纱罩或透明纸罩遮，其品质变坏或经苍蝇歇过者，不准发售；其渣屑皮壳，须用适当之容器装贮，不得倾弃地下"。

这些要求，只限于圩街，不提及广大农村。

但是，当年广西广大城乡的饮食卫生，除建有屠宰场的市、县基本保证居民肉食的安全外，其他地方都离上面所提的要求相去甚远。请看国联防疫团成员穆克瑞当时留下的几张照片，即可明白。

两广的街圩，在两湖、华东和北方各地习称为"集"，云南、贵州、四川等地则称为"场"。圩有圩期，通常是三、五、七、十日为圩期，各不相同。图上所示的乡圩，属于宾阳。这是摆卖食品的乡圩一角，时值午后，已经圩散人空，摆卖禽畜的竹笼已空空如也，摆卖生熟食品的货架餐

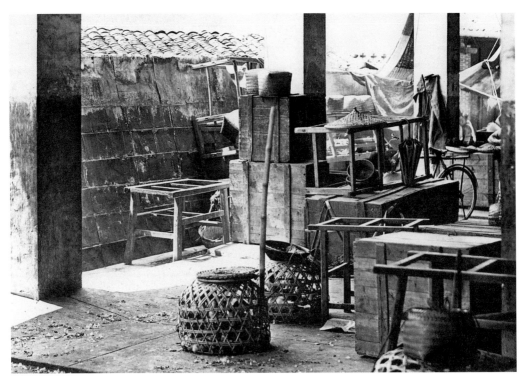

禽畜市场散圩后的街圩一角

小小山圩，路旁是两行货摊，其中不乏自产的食品

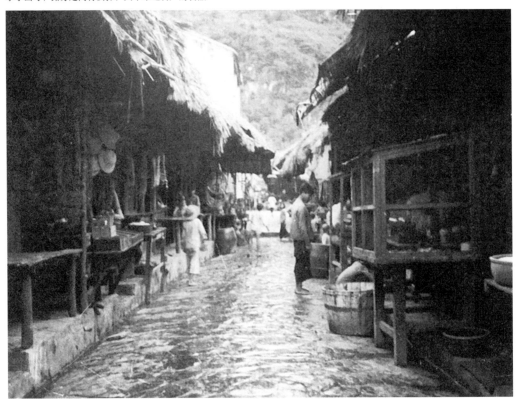

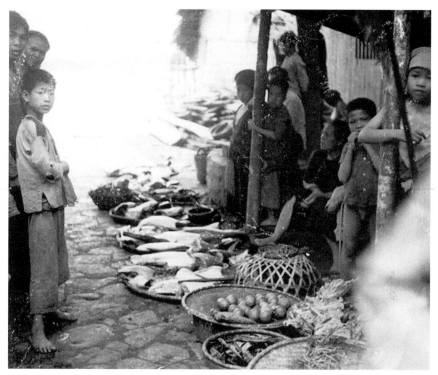

屋檐之下，正在摆卖自产的各种食品。

路旁的店家在箱笼旁边为雇主加工鸡鸭鱼类食品，其卫生之差，可以想见。

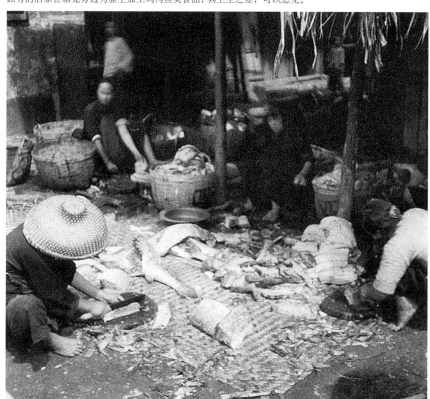

桌，也都散放于圩场。

　　另一组照片反映的是桂南的一个乡圩，它坐落在大山底下，凹凸不平的石头路伸向圩场的中心，石路两旁是用木头、草蓬搭盖起来的房子，赶圩的人沿着路旁向圩场走去。看样子正开圩不久，街道两旁的货摊摆满各种日用商品，等候顾客购买。另一张照片是几个做买卖的人，站在树下的草篷里，地下摆的是薯芋、鸡鸭和鱼蝦之类食品。从左下方的照片可以看到，在一个摆满竹笼、经营禽畜生意的商店前面，还有两个人，一个蹲着，一个坐在地上加工活禽和鱼类食品，鸡毛、鱼鳞、血水遍地皆是，其卫生之差，可以想见。

　　在广西，由于地域与民族的原因，食品多样化，制作各不相同，味道亦各有所好。因此，不能如饮水治理那样作出统一的要求，只能强调在食品制作、加工中注意讲究卫生而已。

加强粪便处理

人畜粪便的科学处理和利用，也是防疫工作亟需解决的重大问题。

据 1936 年广西省政府出版的《五年来广西卫生行政》报道：当时全省各地，仅有私厕，少公厕。就在省会南宁，也没有一所设备完善的公共厕所。左、右江一带，则连私厕亦无。桂北各县城乡，也都如此。真是"便溺无定所"，何处入厕，悉听尊便，因此，随地小便，到处"屙野屎"的行为，十分普遍，环境卫生大受影响。

在广西城乡，居民限于经济条件或可用土地有限，居室一般都比较狭小简陋，房屋结构低矮狭窄，采光与通风设备较差，居室阴暗潮湿。不少人家，居室与厨房甚或厕所相连。而在桂西、桂北广大农村，人畜同居，人居楼上，下圈牲畜十分普遍。修仁县的崇义、永宁瑶乡，"卧室、食堂、厨房、猪栏、牛棚杂挤一起，妨碍卫生殊巨"（广西省修仁县卫生院编：《修仁卫生三十年的剪影》，1942 年）。据《桂政纪实》报道：1937 年，政府曾作调查，全省人畜同居式建筑，共有 834，041 户。日常耕作，亦如周去非在《岭外代答》中所说："既无粪壤，又不耕耘，一任于天。"人畜同居而又不重视粪便处理和利用，结果是"畜类随地皆走"，而人又"便溺无定所"。因此，居处"潲隘污秽"，也是广大乡村的普遍现象。疫病经常发生，也就在所难免了。

粪便有失整治，乡村如此，街市亦然。广西省政府有鉴及此，在制定的《各圩街卫生应注意事项》中，也明确提出应在"圩街周围或两头，设

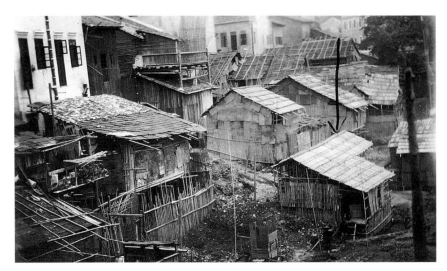

从高处看临时厕所（两条黑箭头所指处）

置公厕。应距离水井至少五丈以外。小便所每日用水冲洗，大便所每日用草灰、沙土或石灰撒铺粪便之上，以免臭气蒸腾，及苍蝇发生。所有粪便，每三日必须清除一次"。但能依要求执行者亦极有限。

据各有关地方志书记载，当年一些大城市对粪便的处理比较好一些。如桂林城中多水塘，居民私厕，多在屋后建于池塘之上，粪便悉入塘中。离水塘较远的居民，则以大缸或木桶作粪池，在上架板以入厕。所有粪便，每日早上由城郊菜农掏去作肥料，并常以菜蔬作回报。

梧州"居民厕所，单户自用或多户共用。有的在天台洗澡间一侧，在大水缸上架板为厕……每日清晨，淘粪者走街串户，至民厕淘粪。公厕粪便则由警察局出标给粪贩承包，挑出河边卖给农民，农民则以船艇载回作肥"。

桂林、梧州的情况，虽然比一般圩街和广大乡村好一些。但是，环境污染仍然存在，仍有大量问题需要处理。

这是设在南宁郊区的一座军营，营地中间搭盖了两处临时厕所（上图两条黑箭头所指处）。

本书 115 页上面的这张照片，摄于郁林居民区中，虽有矮墙围住，门口却无关栏。几块残砖铺垫，粪水外溢，蚊蝇成群，自可想见。

下面的照片是荔浦车站旁边的连体厕所，虽有围墙、瓦盖，而门户通透，既不卫生，又不雅观（见第 115 页下图）。

这是民居巷口的公厕，进门的左边，就是进出厕所的门口。因为是"公厕"，所以门外垃圾成堆，无人打理。

1938 年 5 月 14 日，国联防疫团的穆克瑞到了梧州，对梧州的几处公厕进行实地察看以后，在给监察长拉斯内的报告中写道：

> 11 号公厕。这是一个建在水塘边上的厕所。水塘里栽种有 Ong-Tsu（蕹菜）：在梧州经常食用的一种水芥菜。这个厕所，有一个无盖粪坑，其大小和遮盖它的棚房大小一样，这粪坑没有砌砖，边沿爬满苍蝇。
>
> 14 号公厕位于 ChuyenLee（竹园里）的小山后半山腰上，茅坑边上可以看见有砌砖。在这小山谷中，已经努力清除垃圾。但在某些地方，垃圾又开始堆积起来。周围栽种有蔬菜，在下面一点，有一条小溪流过。
>
> 5 号女厕所。这厕所相对干净，很少有什么需要改进的地方。它四周种满蔬菜。位于一条小溪边上。
>
> 我们检查了三个水塘，这三个水塘边上都有房屋。住户将他们所有的垃圾都往水塘里扔。厕所直接通向水面……在最大的水塘里，有三个储备坑，人们刚从那里抽出粪水，用来给蕹菜施肥。在塘边，人们还在建造新房。
>
> Yung-ku（榕库）水塘。水塘边有几间连体厕所。还有人正在入厕，塘里没有人种蕹菜或其他植物。

穆克瑞在梧州看到的各类厕所，可以说在桂东南的广大地区，凡是有水塘、靠江河的地方，也都普遍存在。说明就是在比较先进的梧州或桂林，粪便的处理仍然存在不少问题，各类疫病滋生的沃土不容忽视。

中外联合防疫团开展工作以后，如同治理饮水卫生一样，也在大力加强粪便的管理和整治。其主要措施之一，就是拆除旧厕所，建造新的厕所。

这座建在梧州街边的公共厕所，右上角标明"女界"所用（见第121页）。厕所的右边，有另一座房子，则标明为卫生"工作室"。应是负责这一带卫生的警察和清洁工作者驻留、办公的地方。这在当时还是比较少见的。说明城市卫生的管理开始走向正规化与制度化。

改善居室，建造公厕，加强粪便治理和利用，是当时广西政府和国联防疫团共同努力的重点防疫工程。据《广西通志·医疗卫生志》记载：1937年《改良居室办法》颁行以后，当年"改善人畜同居的有18万多户。第二年，改善的有27万多户，两年共计改善45万多户"，占原有人畜同居户数的一半。上述修仁瑶区的状况，亦逐步得到改善。但根据报道，直至1940年，全省修建改良的公厕只有168所，每县平均不到两所，距离实际的需要依旧相去甚远。至于要在群众中养成不随地便溺的好习惯，那就更非一朝一夕的事了！

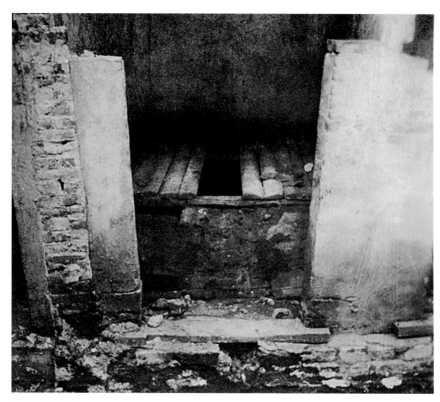

郁林居民区公厕

荔浦车站旁边的连体公厕

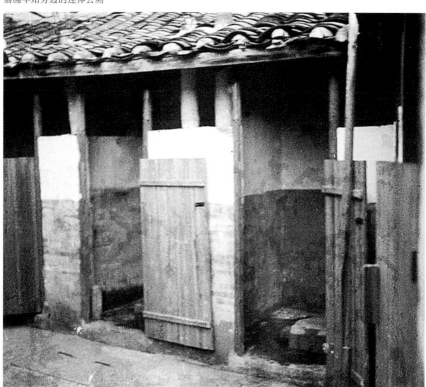

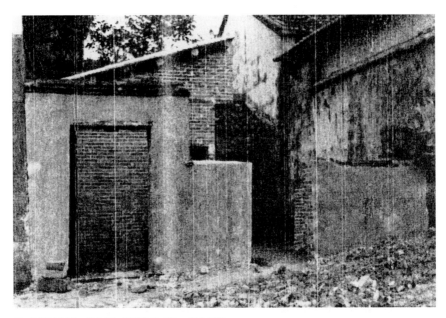

建于居民小区巷口的公厕，门外垃圾成堆，无人打理。

四根木柱，三扇木板，一条板桥，搭建在池塘边的简易便所，此类建筑在梧州、郁林等桂东南地区十分普遍。

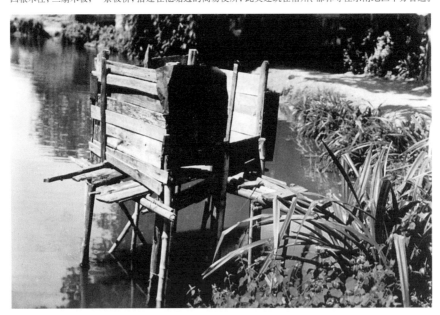

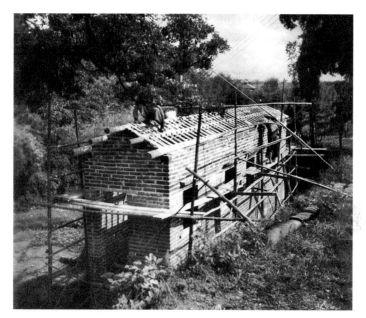

离新房不远处沟溪旁边搭盖房子，同时也在其上建了厕所。

梧州榕库公厕

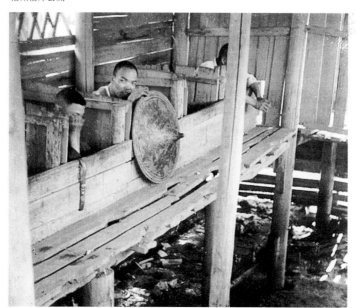

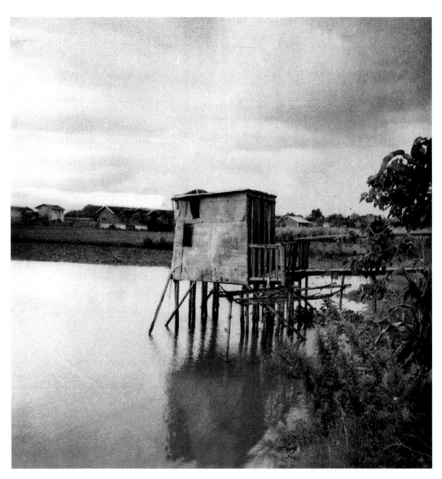

江河沟溪旁边搭盖房子，同时也在其上建了厕所

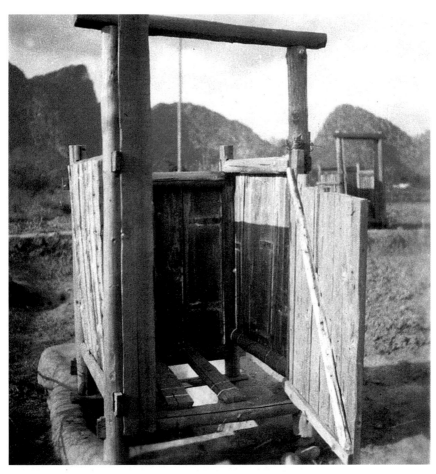

山边公厕，民间有俗谚："三块砖头一个坑，男女老幼都可蹲。"

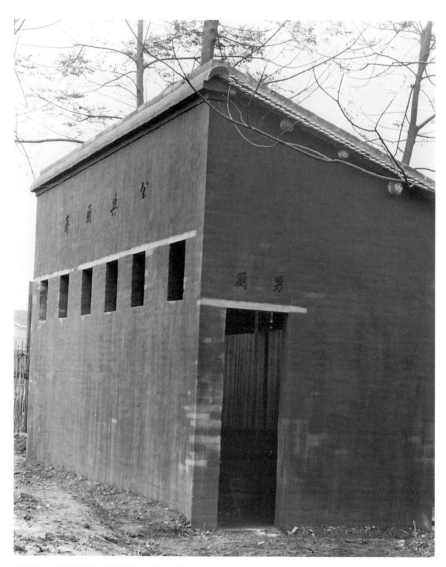

1938年，平乐区卫生事务所成立，即在县城大力建造公厕。图为建于平乐县大中街的第二公共厕所。

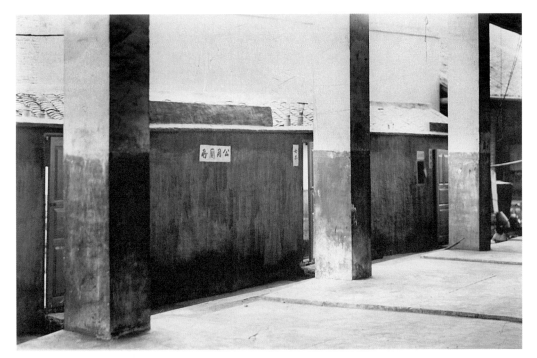

建在梧州街边的"女界"公共厕所

接种预防疫苗

前面说的开展群众性环境卫生大扫除，加强人畜粪便管理，大力改善饮食卫生等等，主要为了预防霍乱、痢疾等流行性疾病，而防治天花、麻疹、流行性感冒等各种病毒性传染疫病，还得及时接种预防疫苗。

最常见和接种最广的是天花疫苗注射，习称种痘。随着西方教会在广西开设医院，早在清朝末年，梧州、南宁、柳州、桂林等地，已有天花疫苗接种。进入民国以后，接种天花疫苗的地区逐步扩大，而且从天花疫苗接种推广至伤寒、痢疾和脑脊椎膜炎等疫病，而重点仍在天花的防治。

1933 年，广西省政府颁布《种痘暂行办法》，规定每年春、秋两季推行接种牛痘，所需疫苗由政府供给，具体接种则由地方卫生机构的医护人员负责，如果人力不足，则由受过种痘训练的乡（镇）长协助完成。从此以后，全省各县接种牛痘疫苗的工作逐步推开，但发展极不平衡。且以南宁附近的武鸣为例：1933 年，亦即省政府颁布《种痘暂行办法》之年，全县接种牛痘者 1200 余人。第二年，种痘人数减至 398 人，不及上年种痘人数的三分之一。

从全省推行的情况看，据《桂政纪实·卫生志》记载：1932 年，全省接种牛痘疫苗者共有 29 个县 21,356 人，到了颁布《种痘暂行办法》的1933 年，全省除富川等 14 县未报外；其余 85 个县种痘人数为 95,900人，县均种痘人数 1128 人。进入 1934 年，全省 90 个县报告种痘人数共

336,900 人，县均 3631 人，此后历年有所增加，但因痘苗供应紧张，所以进展仍然缓慢。

1938 年中外联合防疫工作铺开以后，首先在几个较大的卫生区作出了较好的成绩，据穆克瑞的统计，1938 年 2 月至 5 月，梧州接种抗天花疫苗的人数合计 26694 人。当年梧州人口 8 万人，接种防天花疫苗者即占总人口的三分之一。6 月以后，天花疫苗的接种向南宁、桂林和铁路沿线发展，据拉斯内在《十月之行的小结》中统计，从 1938 年 6 月至 9 月，接种天花疫苗的具体数字如下表：

县份	6 月	7 月	8 月	9 月	合计
南宁	16981	7923	12968	2512	40384
桂林	15075	37317	35781	4927	91098
梧州	17903	20229	47616	94640	180388
铁路			10000		10000
合计	49959	65469	106365	102079	321870

据拉斯内说：这次为抗天花疫苗接种的"战役"，得到了非常活跃的宣传支持，成千张布告和传单的张贴，伴有乐队和彩灯的表演在城市中随处可见，高音喇叭在公共场所讲解疫苗接种的必要性，接种队员昼夜活动在公共场所、住家，在沿河地带，还准备了舢板，以便对船夫进行接种。群众苦于天花病毒的困扰，所以这种防疫措施受到普遍欢迎。

当年对于病毒性传染病的防治，限于客观条件和政府的要求，主要放在天花的预防上。据武鸣地方志的记载，1939 年，武鸣省立医院为群众种痘合计 26053 人，比省政府号召种痘时大有增加。又据《桂政纪实》报道，1941 年，全省接受防疫注射人数为 417239 人。其中绝大部分应是接受天花疫苗注射的人数。较前面提到的 1924 年全省接受种痘人数 336900 人，只增加 7 万余人。

疫苗和药物供应严重不足，阻碍了"种痘办法"的有效实施。1935 年，广西制药厂开始生产牛痘疫苗。根据当时的条件，每年可生产疫苗七至八千打，可以接种 10 万人左右。另一部分疫苗和药物，尚需依靠国联防疫第三分团设法从海外进口，但数量亦极有限。对于已经得病的群众，则由政府制造或购买奎宁丸，免费发给患者服用。据《桂政纪实》报道，1937—1938 年，消耗之奎宁丸在 200 万粒以上，价值数十万元。防治结合，仍以预防为主，据统计，1937 年，全省接种牛痘疫苗人数为 945676 人，1938 年联合防疫启动的上半年，接种人数为 498616 人。到了 1940—1941 年国联防疫分团撤离以后，全省种痘人数仅有 19 万多人，远不能满足实际的需要。大力防治天花之外，霍乱、伤寒等疫病的防治也在进行。下表所列乃 1939—1940 年的防治人数：(见《广西年鉴》第三回〈下〉,1947 年，广西省政府统计处编)

年份	霍乱	伤寒	赤痢	鼠疫	流行性脑脊椎腺炎
1939 年	228933	6097	3518	4983	16644
1940 年	113970	1463	5811		47474

1940 年后期，国际反法西斯战争进入艰苦阶段，中国和广西的抗日战争也动荡多变。国际防疫第三分团逐步撤离广西。而群众的防疫意识淡薄，社会也尚未形成共同的防疫有力措施，是以各种病毒性传染病，尤其是"天花流行依然猖獗"，仍是当年广西可怕的"社情"之一。

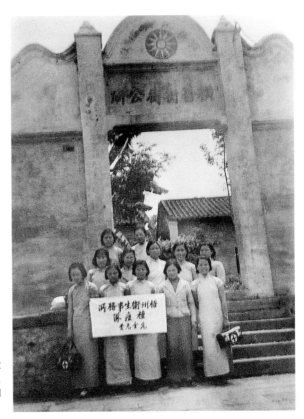

活跃在梧州街头的"梧州卫生事务所种痘队"。出发之前，全体队员愉快地集中在卫生事务所的大门前，手持"梧州卫生事务所种痘队"的牌子，下边还专门写明"儿童免费"，意在鼓励儿童都来种痘。

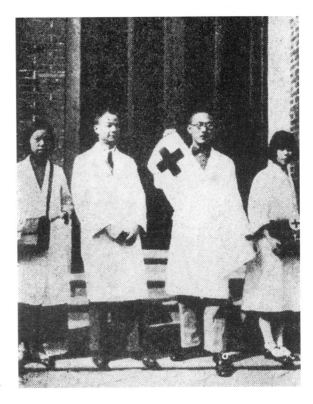

梧州医院巡回种痘队，出发之前，手拉队旗的合影。

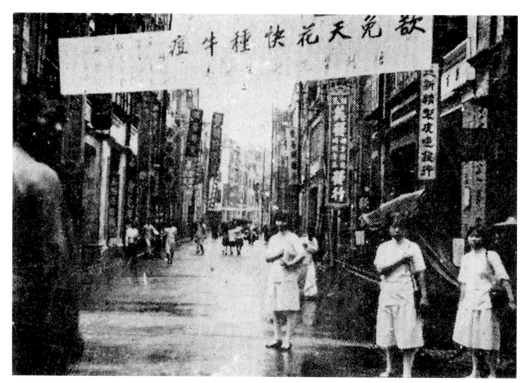

梧州卫生事务所组成的巡回种痘队，在大街上拉起"欲免天花，快种牛痘"的横幅大标语。街旁是巡回种痘队的医护工作者，随时为路过的群众注射预防天花的疫苗。

梧州医院巡回种痘队远赴外地服务，出发前靠拢交通车合影留念。

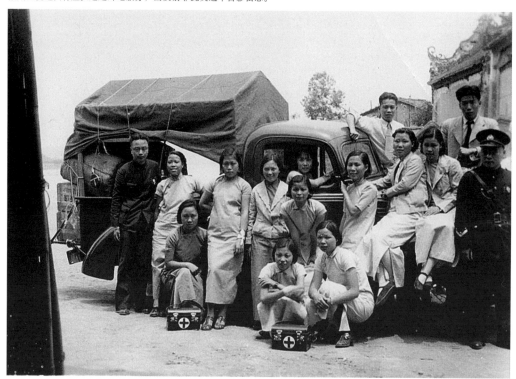

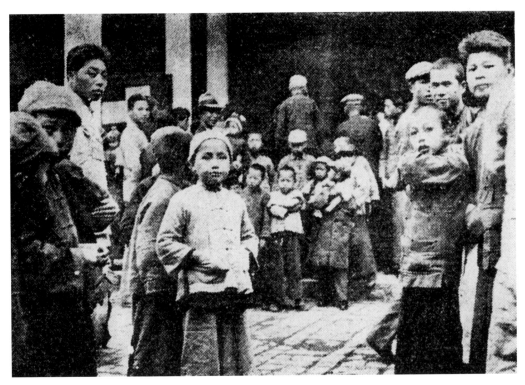

来宾县群众等候梧州巡回种痘队前来接种牛痘疫苗。

桂林医疗队疫苗注射小组出发前合影。

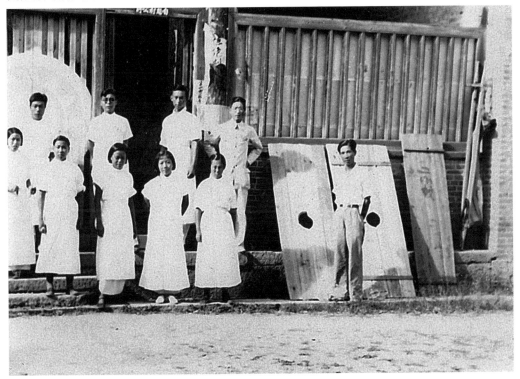

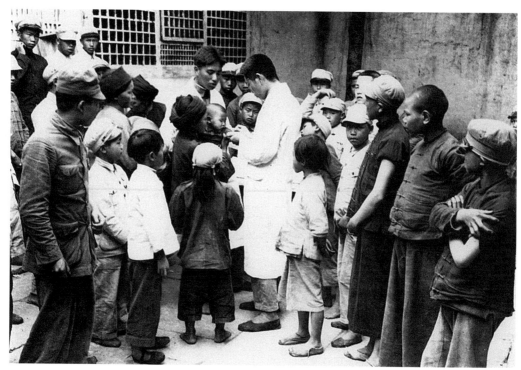

桂林医疗队的医生，深入居民区，在一群儿童中间一面宣讲防疫知识，一面为儿童注射疫苗，许多孩子都在静心等待，还颇带几分企盼的神情。

防治人员在桂林街头一家布店门前为过路的群众注射疫苗。

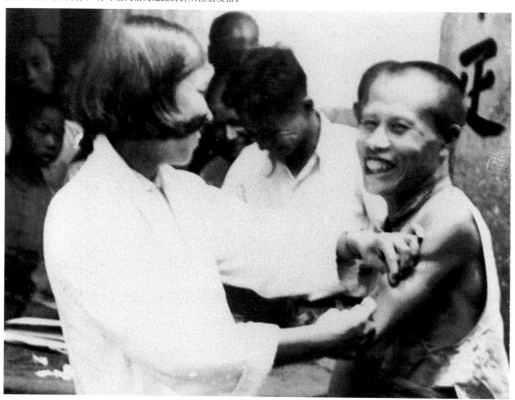

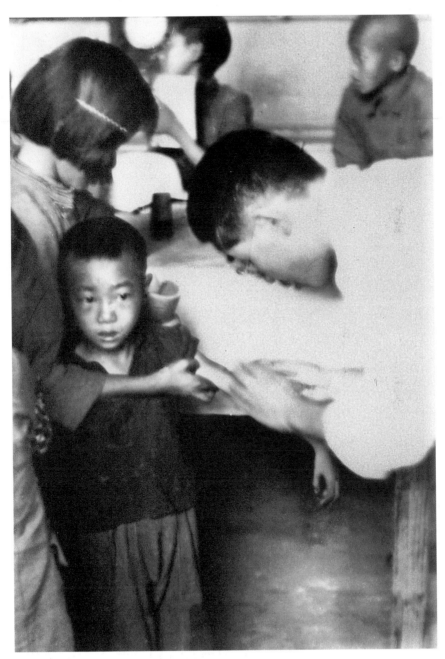

这位小朋友在妈妈的陪伴下前来按受疫苗注射，妈妈用手搂住孩子，配合医生注射。孩子既有几分害怕，也有几分好奇，避视之时不知在想什么？

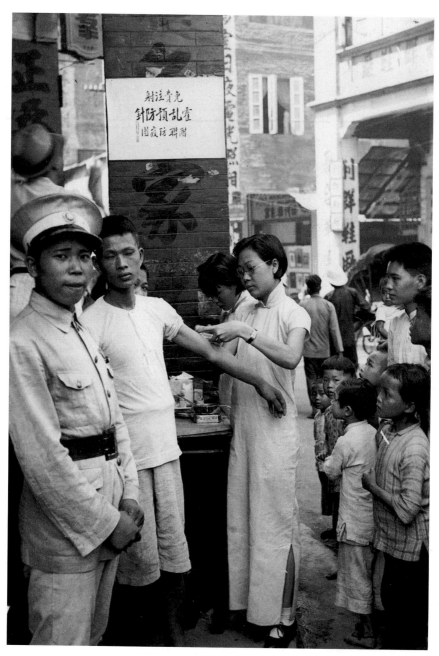

在郁林街头，国联防疫团的牌子悬挂在两根门柱之间，牌子上还隐约可以看到免费注射霍乱预防针的说明。旁边站着卫生警察，医护人员正给一位年轻人注射疫苗。她的后面站着两位妇女和几个孩子在全神贯注地观看。

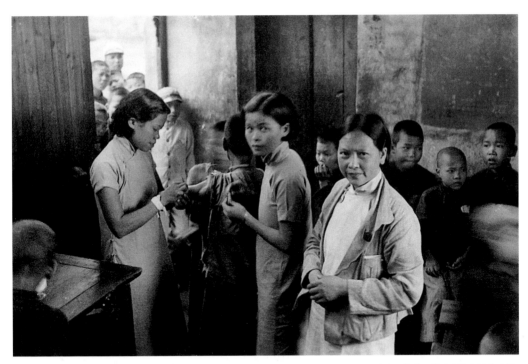

这是郁林卫生区的医护工作者，深入到贵县一个偏僻的山村，为等候在那里的群众注射预防天花疫苗。排在医护人员背后的，都是一些居住山乡的青少年。

有的医护工作者不辞辛劳，深入群众家中，向群众宣讲防病知识，为他们注射防病疫苗。

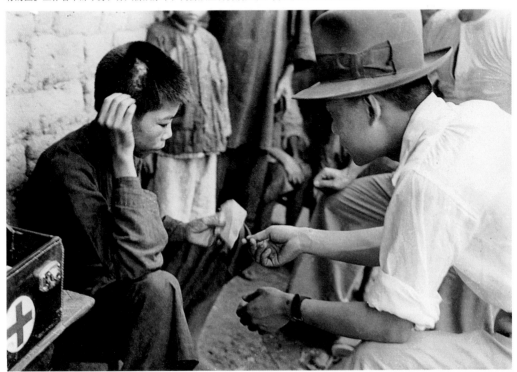

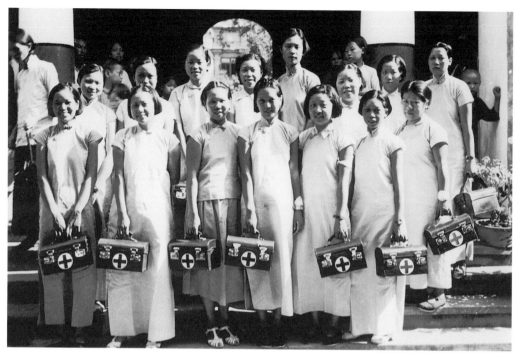

在国际联合防疫团驻地的南宁，医护工作者分赴各地为群众注射预防疫苗之前，个个手提工作箱，满面春风，精神焕发，集中在一起合影。

工作间隙赤足小憩的女医疗队员

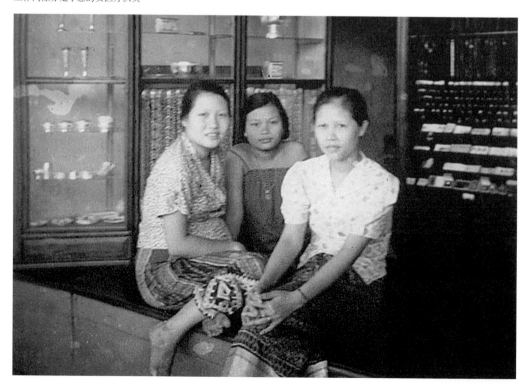

妓院的监管

性病的流行，往往和赌博、鸦片流毒相联系。1934 年 3 月，广西省政府为了开辟财源，在"寓禁于征"的口号下，由邕宁县政府操办，把有关嫖、赌、饮、吹（抽大烟）的业户集中到南宁的南溪北面，名曰"特别区"（又称"特察里"、"备查馆"），集中管理和统一征税。桂林、柳州、梧州、郁林等许多城镇也纷起效尤，都择地开设了"特别区"。

"特察里"的开设，虽说有利于管理和征税，实际却是承认卖淫和嫖娼的合法化，扩大了性病的传染和流行。1935 年梧州医院为了摸清性病流行的实际情况，曾于 4 月 1 日开展妓女健康检查。而妓院和妓女考虑到自身的声誉和业务，多以抵制或回避相对应。有些妓女和嫖客，既不欲受"特察里"的管理和束缚，也抵制医院的检查。于是，多有私筑蜜巢，或泛舟河中进行两性交易的。

1938 年，穆克瑞到梧州。据他了解，一年以前，梧州警察局曾经对那些游走在"特察里"外的野鸳鸯开展过一次大搜捕，结果，不少妓女和嫖客又纷纷弃舟登陆，潜入城市或躲避乡间，依旧是我行我素。警察局对之束手无策，只得放弃这次行动，并把对妓女的检查交给医院去做。真是"道高一尺，魔高一丈"，出现了"禁"与"管"两难的局面。

据《桂政纪实》记载：南宁特察里从 1934 成立以后，五年之间，向未作过调查。1939 年 5 月 3 日，南宁公安局派员调查，得知"特察里"妓女分为歌妓和娼妓两种。歌妓地位较高，年龄较轻，娼妓则反是。以年

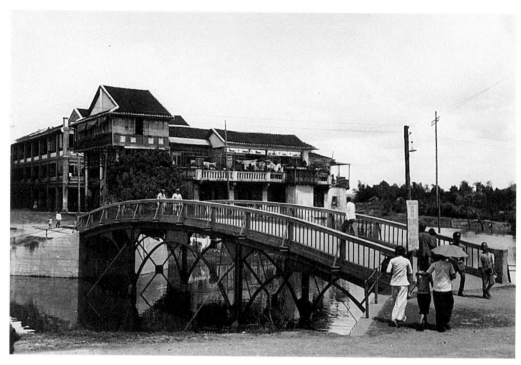

南宁市南溪"特别区"

船上的妓馆

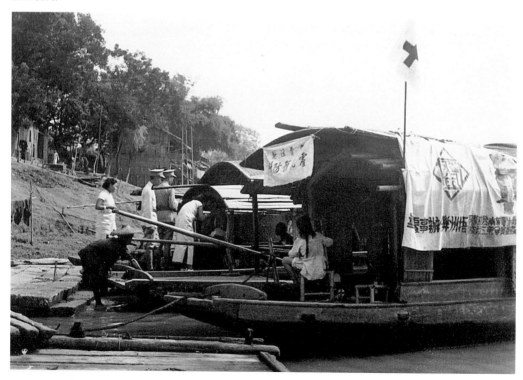

龄论，歌妓年龄最轻者十三岁，最长者二十七岁，总计 157 人，中以十六至二十一岁为最多，合计 129 人。娼妓从十三岁至二十七岁，合计 76 人，其中十八至二十岁最多，合计 47 人。另有十七岁者 7 人，二十一至二十二岁者各 5 人。因语言关系，南宁妓女多来自广东，与桂林官话区多来自湖南又有区别。小小年纪，即坠入青楼，身心备受摧残，也是社会一大弊病。

"寓禁于征"与鸦片流毒

鸦片流毒虽然不是疟疾、霍乱等传染性的疫病，却是谋人钱财、害人性命、同样使人倾家荡产的社会病态。李宗仁桂系政府对待鸦片烟毒，采取的仍是所谓"寓禁于征"的"禁"、"纵"结合政策。

1932年初，为了筹措建设经费，广西省政府派专员和云南昆明市商会协商，订立了《云土运桂办法六条》，明定云南烟土进入广西，即由广西担负保护全责，广西应对税率特别优惠。如烟土销路疲软时，可先向广西银行押借款项作为周转金。对贵州烟土进入广西，也采取类似的办法。从此，云、贵两省烟土流毒广西并经广西源源不断转运广东和港、澳等地。据广西省财政厅当年的收入决算报告：所谓"禁烟罚金"（鸦片过境税）即达1484.4万元，几占广西当年财政收入3100万元的一半。而鸦片烟毒亦由此滞留广西，更如潮水般涌向广东、香港和澳门等地！

在梧州，这座只有两层高的小尖塔，乍一看，很易被人误认为民间"敬惜字纸"的焚纸炉，或者看做薰烤烟叶的烤烟房，而实际却是当地一座特殊的鸦片戒毒所。（见第137页）

1938年5月13日，是个星期天，穆克瑞在梧州警察局一位负责人的陪同下，检查了这个鸦片戒毒所。据穆克瑞说：它占用以前的一座小塔，塔为很低的两层，可透气，无光线，仅靠木栏天窗口透气。在只有几平方米的地方，关押了50多人，均为年龄不满四十岁的年轻人。这些烟鬼，已被关押了两周左右。他们用一定的吗啡糖浆进行戒毒，并随时被强制参

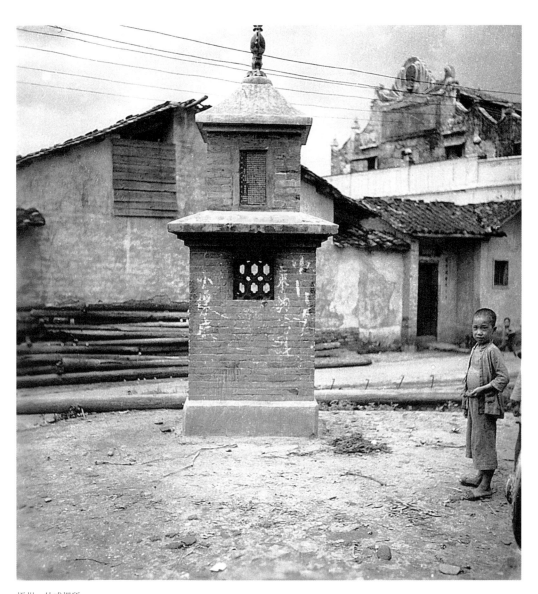

梧州一处戒烟所

加劳动。在经过一段或长或短的强制劳动时间以后，将还给他们自由。据说，从去年（1937 年）以来，这些吸毒者被关进警察局戒毒所之前，是被关在一些特殊的房间里。但这些房间太小了。警察局负责人告诉穆克瑞：政府有在 1940 年彻底清除吸食鸦片的计划。

但是，在离这所戒烟监狱 100 米处，两层小塔的右后方，却有一幢很漂亮的四层高楼，那里集中了广西所有的鸦片经销和转运机构。

穆克瑞还提到：当天晚上，他在王医生的陪同下，检查了梧州临江区，进入一个设在船上的大烟馆。不需要任何手续，就有人来问他们，想要多少克鸦片？而这一切，都是在守卫官员的眼皮底下进行的。

李宗仁桂系政府在"寓禁于征"的口号下，一手高举严禁鸦片烟毒的牌子，一手却拿着收取鸦片烟税的钱袋，而且是禁下不禁上，禁民不禁官，结果是屡禁而不绝。梧州如此，南宁、柳州、桂林乃至全省各地也都一样。

第四篇　穆克瑞镜头里的广西社会

广西大地，山岭如林，江河如网。城市乡村，多依山傍水而建。抗战初期，公路交通尚不发达，铁路建设正在起步，故城乡之间，或与外省交往，多靠舟楫，此乃当年广西山水城乡的一大特色。国联防疫团的专家来到广西以后，不但对广西的政情、文教和医疗卫生工作予以关注，而且对广西的山水田园、民情习俗和城乡风貌产生了极大的兴趣，并用图片和文字纪录了下来，为我们了解战时的广西社会提供了宝贵的依据。

山水城乡

1938 年初，当拉斯内从欧洲经越南进入广西的时候，他注意到了"有一条天然的海上通道通往广西，使广西享有了得天独厚的资源"。而与越南相邻的广西南部地区，也是一个多山地带。那些山石的形状，有的像加了糖发胀的面包，有的是不知名的地质结构构成的悬崖峭壁环绕而成的群山。这一带主要处于夏龙湾和红河盆地，并与越南相邻的地方。这些地区地形结构更是丰富多彩，并且形成了中部山区的主要部分。

拉斯内也注意到了穿流于古老广西大地上的几条河流水域。但是，他把发源于云贵高原的邕江误记为郁江，把黔江误记为西江。邕江、黔江和发源于广西北部的桂江都是自北南流，而后汇入浔江，流经梧州、广州出海。

最令拉斯内感到美妙神奇的是柳州、桂林的山水风光。他在《十月之行的小结》中写道："沿着柳州到桂林的路上，群山此起彼伏，好像在召开一次盛大的国际象棋比赛，在这些棋子之间，有绿色的线条横亘其中，它们把桂林层层环绕起来，就像一顶美丽非凡的花冠。这里的美景真可以和'美丽的瑞士'相媲美。"

穆克瑞因为工作关系，比拉斯内在广西走的地方更多，而且喜欢游山玩水，所到之处，拍摄或收集了不少直观的照片。

龙州山清水秀，民情淳朴，是穆克瑞初到广西时活动较多的地方。小连城乃龙州重要的历史文物景点，1885 年（光绪十一年）中法战争以后，广西提督军门苏元春建于龙州将山，其地位于城西五公里。山峰绵亘，形势险峻，山巅之上，筑有左、中、右三个炮台。左挡南关孔道，右控水口关，中可兼顾四方，与水口、下冻各炮台连成一体。半山有著名的石窟寺，又称龙元洞。南麓有光禄寺和报恩寺，西麓有用三合土、料石砌成的小垒城，石墙与山上的炮台相连。登山四望，江城如画，气势雄伟。龙州小连城和南关大连城，均为苏元春提督军门督办边务的驻所。穆克瑞从越南到达龙州后，与友人结伴游览小连城，在登山的山门前拍照留念。

响水瀑布是龙州又一著名风景区，它位于龙州城东北，相去约40公里，当时属上金县勤江乡。地处石山区，有多种珍贵树木，还有草药以及乌猿、蛤蚧和蛇类等珍稀动物。响水圩旁有溪水流入左江，水头落差约5米，有"咚、咚"的瀑布响声，故名响水。瀑布周围景色迷人，为旅游赏景的好去处。穆克瑞到达龙州，不辞路远，专程与友人前往观景戏水，留下了美好的记忆。

如拉斯内所说，穆克瑞的游兴极高。在龙州，他与友人还专程游览了龙州对岸的法国领事馆（原为龙州火车站）。领事馆周围绿草如茵，树木成林。穆克瑞和女友们在领事馆门外，站在巨兽的骨架上留影作乐。

柳州到桂林的林立峰群，曾令拉斯内咄咄称奇。穆克瑞从柳江北岸南望马鞍山的几张照片，虽然把一座酷似马鞍的石山分开拍摄，而且因年久显得有些模糊，但是山下河边仍可看到停泊着成排的木船。另一张照片，则是马鞍山北麓的河南大街，隐隐约约可以看到熙熙攘攘的人群，山在城中，城在山中，山水相依，水抱城流，是桂林、柳州等地山水风光的一大特色。

桂平位于广西东南部，踞浔江、黔江（又称北江）交汇处，南朝梁代置桂平郡，唐置浔州，是为桂平、浔州得名之始。1936年12月（民国二十五年十一月）至1940年4月（民国二十九年三月）为浔州行政督察区（卫生区），辖桂平、贵县、武宣、来宾、迁江和象县。1937年11月浔州卫生区设巡回医疗队。1938年国联防疫团进驻广西以后，中外防疫专家曾到桂平调查研究，从事医疗卫生工作，他们兴致勃勃地游览了古木参天、山泉飞泻的佛教圣地西山。而后在西山下的果园里悠闲片刻，并愉快地合影留念。步出西山景区，不远处就是桂平百货市场。这是当年大兴城市改造时标志性的建筑之一。市场前面的广场，人来人往，多从市场进出，广场的右前方，还隐约可见几个地摊小贩的踪影。

从百货市场右转弯南行，就是桂平的上股大街、中股大街和下股大街。再往前南行，就是浔州南门的浔江大码头了。值得一提的是，在离浔江大码头不远处的浔城古南门大街一侧，高高的木架悬挂着一只大铁钟，这是预防敌机空袭的警报器。大钟的左侧是鼎仪堂大楼，右侧楼房大门的两边，有抗日救亡的标语，一边是"国家兴亡，匹夫有责"，一边是"人人当兵去"。

桂平城东的黔江，码头上停泊了不少船只。其中一艘巨型货船，堆满了等待外运的货物。它在一定程度上反映了当年桂平商贸发展的情况。渡黔江东去27公里，就是太平天国誓师起义的金田村。金田蔡村江畔成排的提水灌田的水车，常年浇灌桂平东边近50平方公里的重要产粮区。

郁林与梧州、桂平相邻，关系十分密切。1936年12月以后，设郁林行政监督区（卫生区），辖郁林、陆川、博白、北流和兴业等六县。国联防疫团在广西开展工作以后，郁林区属各县也是中外医疗卫生人员开展工作的重要地区。郁林东门大街，尽头处就是郁林州的东门古城楼，雄伟壮观，乃郁林当年的标志性建筑。郁林北门郊外，则是古朴优雅的古民居，它傍水而建，倒映水中，别有一番情趣。村中居室和小道甬巷，居民的生活和劳作情况，外国友人也都一一拍摄下来，并且保留至今。流经城南的南流江，码头拾级而下，一片沙洲，江中停泊的几艘小船，由此反映了当年南流江的流量和有限的运载能力。

与南宁近邻的宾阳县，其四乡是血吸虫、疟疾等疫病频发的地方。但它盛产瓷器，农林业生产比较发达，交通亦较便利，城市改造以后，街区

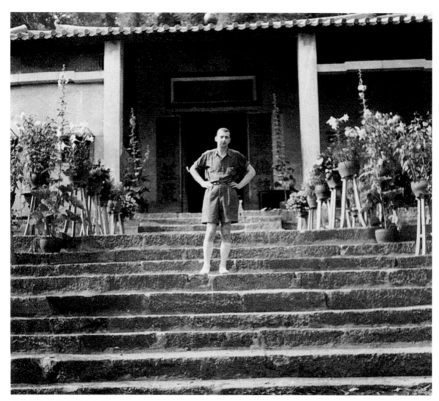

穆克瑞在小连城山门留影

龙州小连城第一道城门

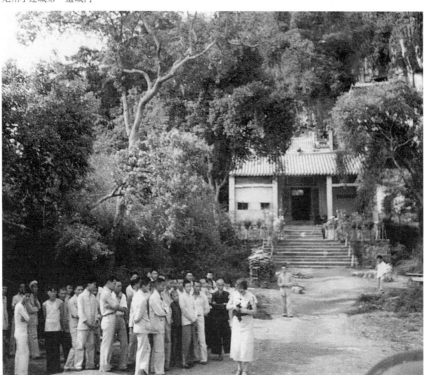

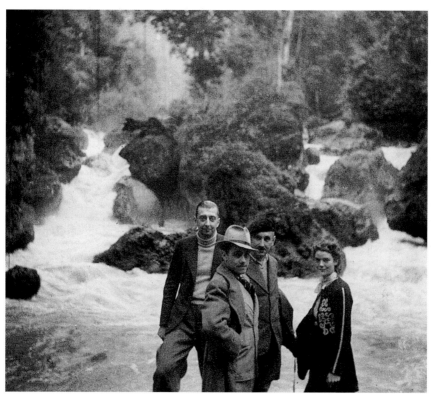

在龙州响水瀑布留影

穆克瑞与随团来华的女眷们在法国领事馆前留影

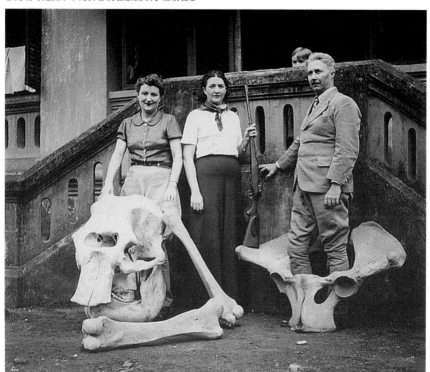

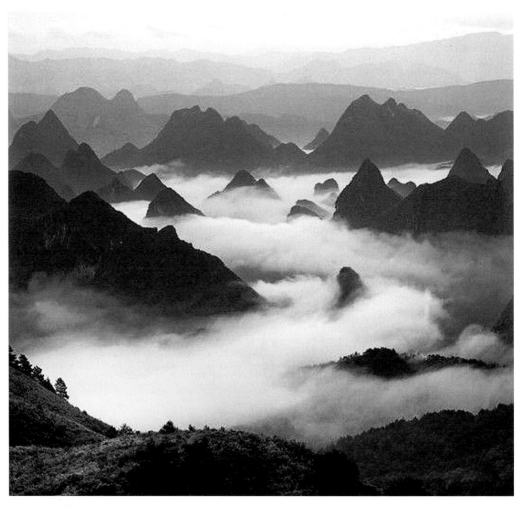

美丽的桂林山水

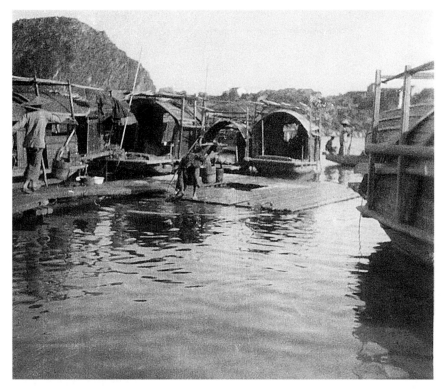

马鞍山下柳江边停泊的木船

熙熙攘攘的柳州河南大街

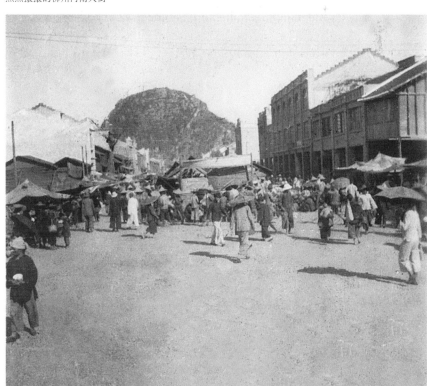

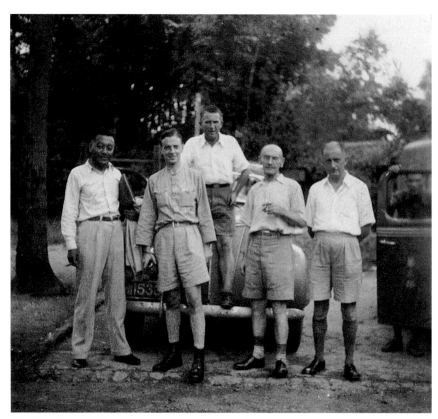

中外防疫专家游桂平西山

桂平百货市场

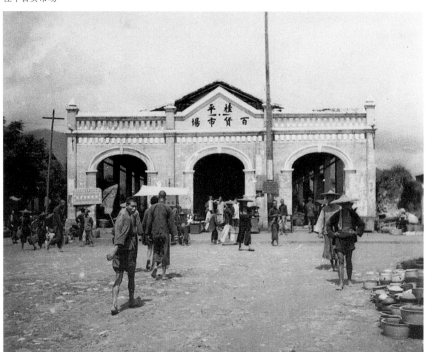

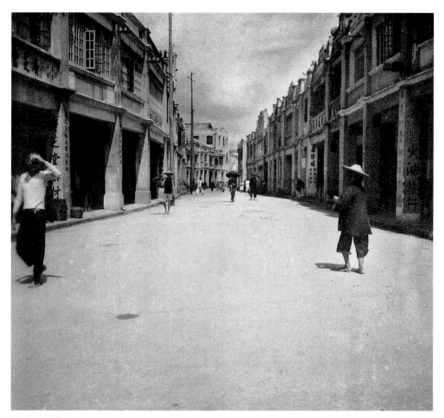

桂平下股大街

浔城古南门大铁钟

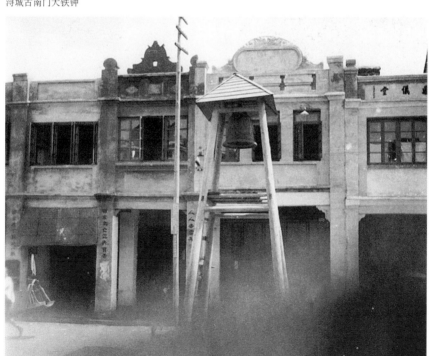

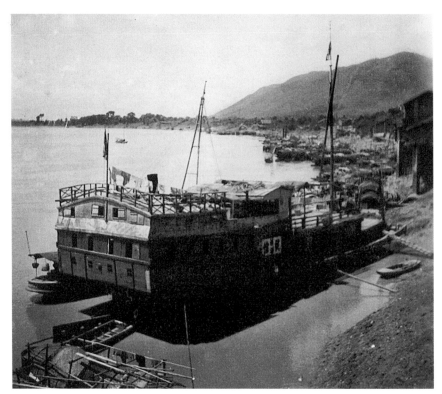

桂平北江码头

蔡村江水车

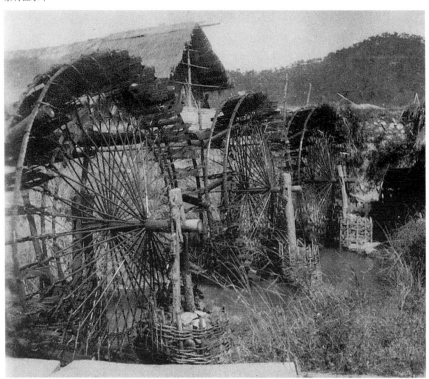

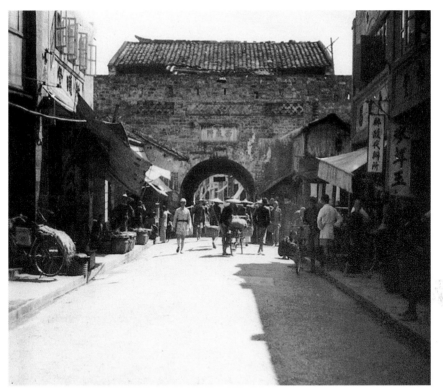

郁林东门大街和东门城楼

郁林城外的南流江

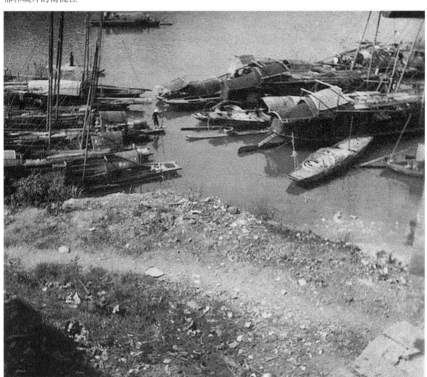

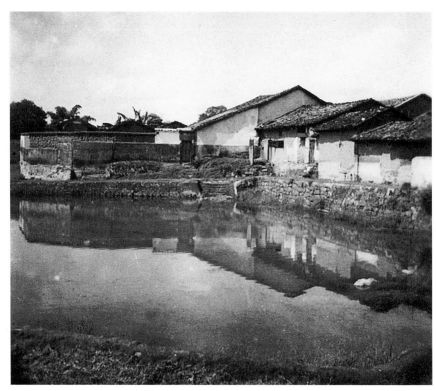

郁林州背古民居

杂乱的居室内部

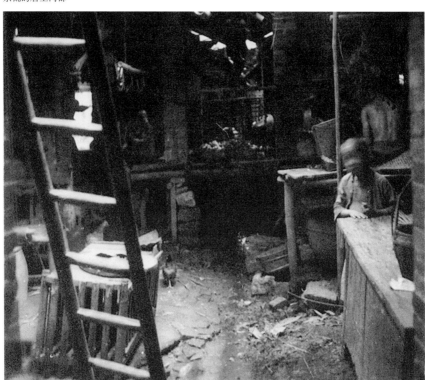

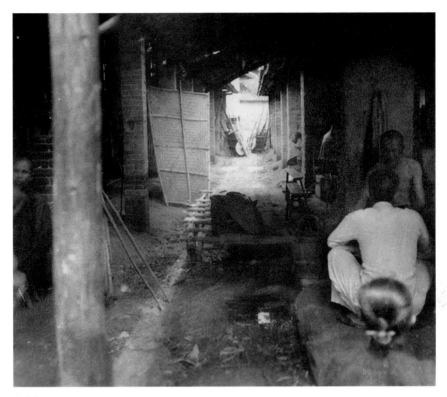

巷道修理工

四通八达的宾阳十字大街

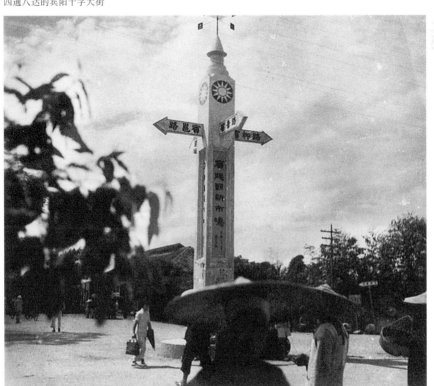

建设亦较前进步，十字街广场高耸塔柱，有指向四方的路标：东为宾（阳）柳（州）路，西为宾邕（宁）路，南为宾贵（县）路，北面应是通往上林、迁江的方向了。当年中外防疫的专家到这里开展疫情调研和医疗防治工作，应是比较方便的。

梧州是当年联合防疫的重点城市，也是穆克瑞驻留比较久的地方。他的足迹遍及梧州市内外，他用文字和照片为当地的山水城乡留下了当年的许多印记。从中我们可以看到：在梧州的城乡结合部，不少新的楼宇正在兴建之中。一条河流穿过城北的山峡向城市流来，拦河大坝使河水出现了一定落差，城郊的村舍和池塘仅一路之隔。塘中栽种了蔬菜，鸭子在塘中戏水觅食。在通往城市的道路旁，两尊石雕的佛像兀坐在路边的神坛上。穆克瑞在他的回忆录中曾经提到过。

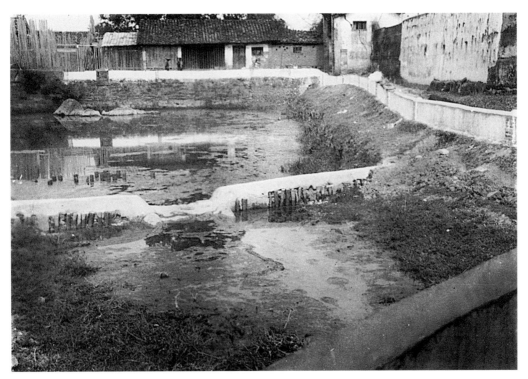

梧州城郊的村舍

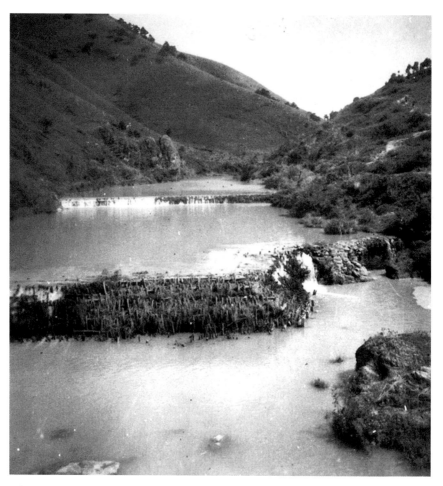

流向梧州的江河

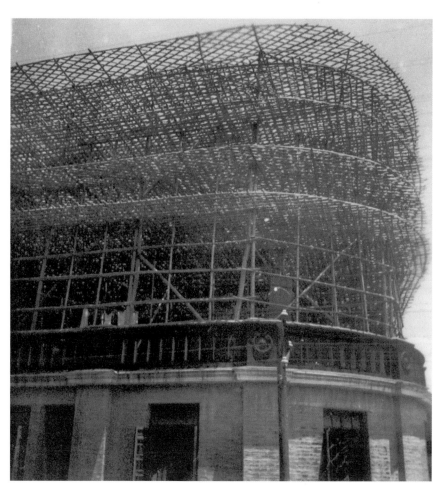

梧州城乡结合部正在兴建中的楼宇

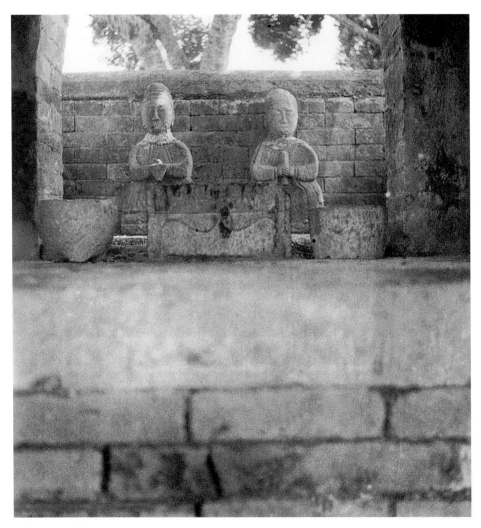

梧州城郊的守护神

风土人情

山水城乡，风土之中，伴随着不少有趣的人情风习，尤其是多民族居住的桂西地区，其淳朴与原生的风土人情，常使亲临其地的国际友人流连忘返。

广西从龙州至百色，或与越南相邻的沿边广大地区，盛产烟叶，每到收获季节，烟农常把采摘下来的烟叶，用竹篾夹好，成排地挂于烘干炉的中上层，而后在炉下的两个小口燃烧柴炭，把烟叶烘干。如此制作的烟叶，色黄而味醇，深受用者喜爱。最妙的是那些造型似塔而非塔，似巨瓶而非瓶的烤烟炉（又称烤烟房），坐落在地角山坡，构成一幅幅颇具地方特色的田园诗画。

桂西多山，交通不便。居民互通有无，多靠山圩小市。据陈必明等编《龙津县志》记载：从清代至民国，龙州共有大小圩市 24 处，其中部分圩市与越南接界。龙州西南 33 公里的布局圩，四面环山，中间平地不及 1 公里。1875 年（清光绪元年）开圩时，只有几户人家，至今亦不过 30 户、180 余人。但从 1875 年至 1949 年新中国成立，200 多年间，双方的边贸活动从未间断（陆志：《布局边贸点小史》，见《龙州文史》第十二辑）。因为边贸点较多，边关货物进出口比较频繁，边贸检查和供应进出客商食宿、歇息，车辆修检的路站亦复不少。

如果是濒临江河的圩市，圩渡成了搭人载货的主要交通运输工具。一般是人货混装，往返于沿河的乡村之间，为促进乡圩商贸的发展发挥了一定作用。有些居民，由于交通不便，或能力有限，无法走向市场。但为了日常生活的必要开支，只能在路边摆卖自己自耕自织的小物件，这些情况，在荒远的山区亦不少见。

这是龙州附近的一个小居民点。几间低矮的茅舍，依山而建。主人早已上山耕作去了。除了几声鸡鸣犬吠之外，显得清静和荒凉！如此山野荒村，却引起了穆克瑞和他的朋友们的极高兴致。虽然长途跋涉，仆仆风尘，仍饶有兴趣地在低矮的茅檐下合影留念。另外两张照片，反映的是联合防疫团的医护工作者在僻远的山村工作时，受到了村民、尤其是众多儿童的欢迎，他们纷纷走出屋外，在茅舍下与中外医护工作者合影留念。无论是挥手还是握手，表达的都是极其友好的情意。

桂西边境的一个小客店，门面虽小，却以"皇宫"命名，可谓不凡。门边有"皇宫兜率天"联语。"兜率天"乃梵文 Tusita 的音译，亦作兜率陀、兜术、都史多、嘱史多。佛界所说欲界第六天中的第四天。意为知足、喜足、妙足、上足，受乐知足而生欢喜之心。法华经劝法品，"若有人受持、读诵，解其意趣，是人命终……即往兜率天上，弥勒菩萨所"（《辞源》缩印本，上海辞书出版社，1979 年，338 页）。"率"，亦有顺着、随着之意。如就字义直解，似亦有"未晚先投宿，鸡鸣早看天"之意。旅客行止，悉听天时。外国朋友路过其地，虽非住宿，但在客店门前留下一张照片，以作纪念，也是可以理解的。

龙州东街中药店门前，地坪上摆满了用簸箕装载的中草药，引起了外国朋友的兴趣。店里身穿中式长衫的老中医，应邀和一位西装革履的洋朋友在门外合影留念，也记录了中外同行的友好情谊。

在龙州，来自广东的商人不少。抗战时期，龙州有群力粤剧团。每晚都有演出。演出之前，常有演员身穿戏服，走上街头，敲锣击鼓，招徕观众。

开办育婴机构，收养社会上失养的婴儿，使他们得到教养，健康成长，也体现社会对婴儿的关爱，此类善举，随着西方宗教的传入，各地教会多有附设育婴堂的。据余晋良、陆汉邦编修《龙州县志》记载，1890 年（光绪十六年），法国教士赖保理（Renault）来到龙州，在丽江南岸利民街建造天主教堂，继之在教堂北侧附设育婴堂。1938 年，穆克瑞到龙州，给我们留下了几张有关育婴堂的照片，有助于我们了解育婴堂的一般情况。

北流地接郁林，北流罗村是个经济和文教事业比较发达的行政村，十分气派的"罗村公所"大门足以说明。抗日战争初期，就有小型机动车通到村里。村中的陈家是远近闻名的书香门第，乡中望族。是以一年喜事常有，从来不断。笑逐颜开的客人，是来祝贺青年新婚，老年寿诞，还是其他喜庆节日？我们无从得知。往来者是戏曲歌舞表演者，还是体育运动员，或者是巡回医疗队的医护工作者？我们都无法得到证实，但画面凸显的浓重的风土人情，我们是可以从中感受到的。

另有一组照片，摄于当年的中国和越南边区的海洋、江河与城镇，以及两国边民的交往。而具体所在，穆克瑞则缺乏说明，只笼统标注"广西——越南"，到底是广西和越南交界的龙州、凭祥、宁明或广东的合浦县所属地方，至今已无法考明。

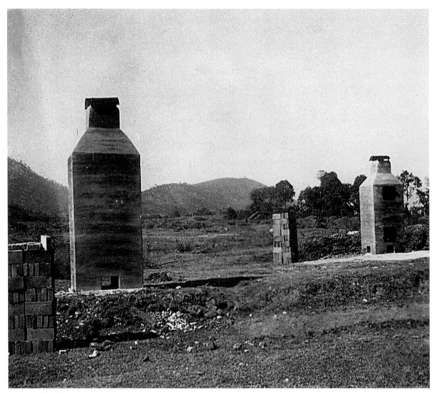

桂西的烤烟炉

边贸进出口的客商路店

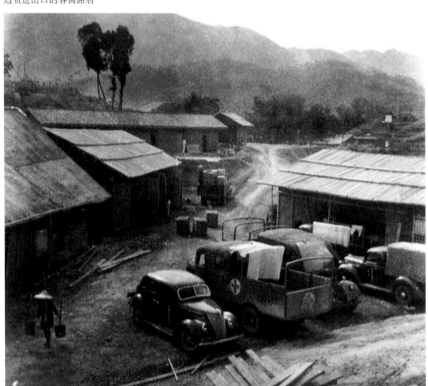

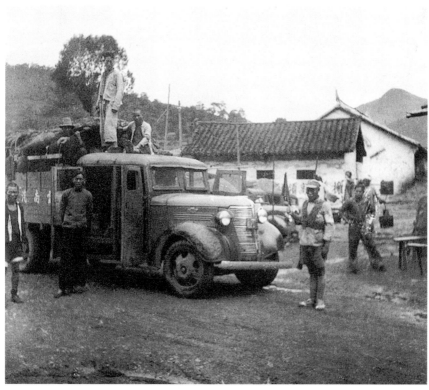

边贸检查站

长途圩船

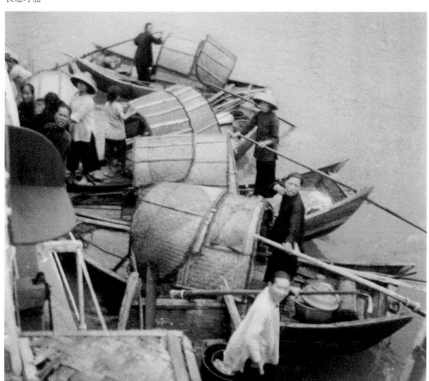

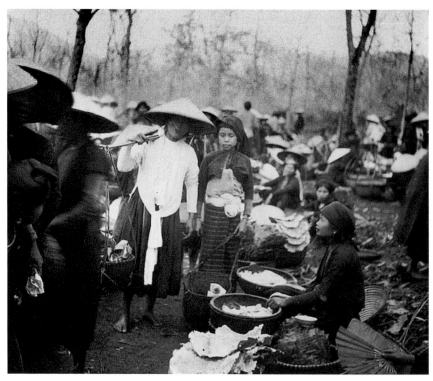

无法进入圩场的路边地摊

在山村茅屋下的留影

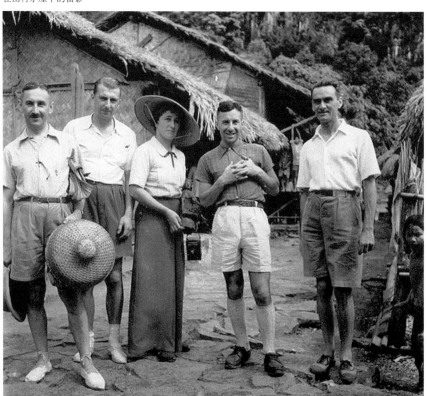

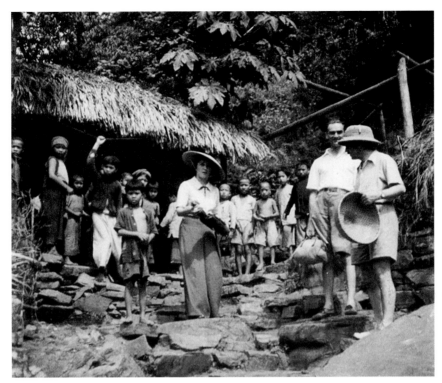

村民欢迎医疗队的到来

医疗队的出现，成了偏僻山村的一大景观

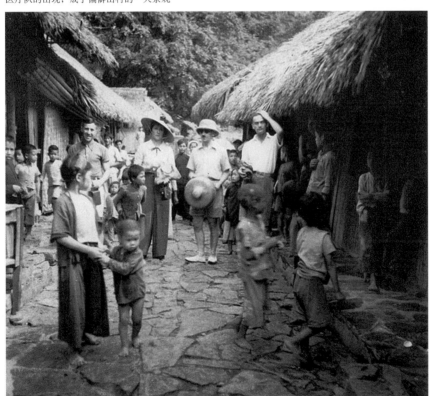

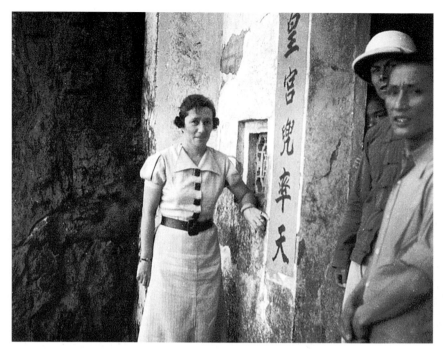

别具一格的桂西乡村小客店

龙州东街中药店门前，地坪上摆满了用簸箕装载的中草药，引起了外国朋友的兴趣。店里身穿中式长衫的老中医，应邀和一位西装革履的洋朋友在门外合影留念，也记录了中外同行的友好情谊。

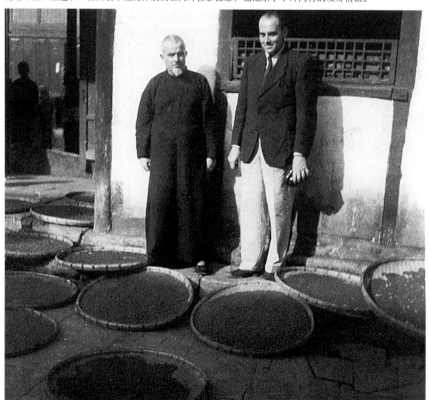

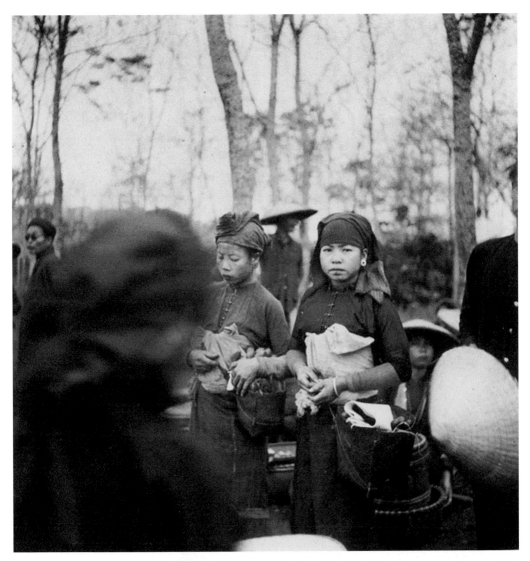

在龙州，来自广东的商人不少。抗战时期，龙州有群力粤剧团。每晚都有演出。演出之前，常有演员身穿戏服，走上街头，敲锣击鼓，招徕观众。

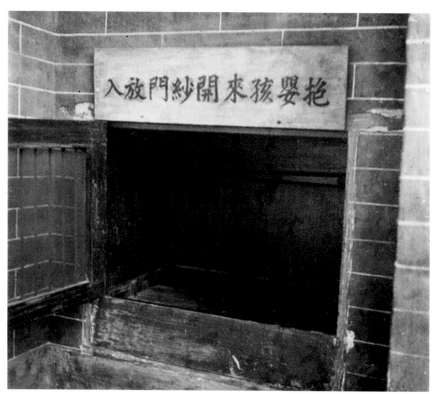

一个敞开的方形门窗，内有小床，窗上写有"抱婴孩来，开纱门放入"几个大字。说明送者自愿，不作声扬，带有几分神秘色彩。

两位负责育婴工作的妇女，各抱两个婴儿，和一位老妪喜笑颜开地在育婴堂侧门合影，个个满怀爱心和善意。

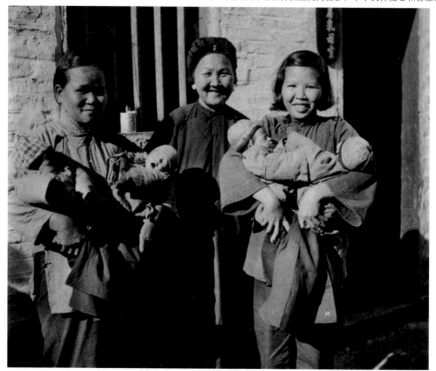

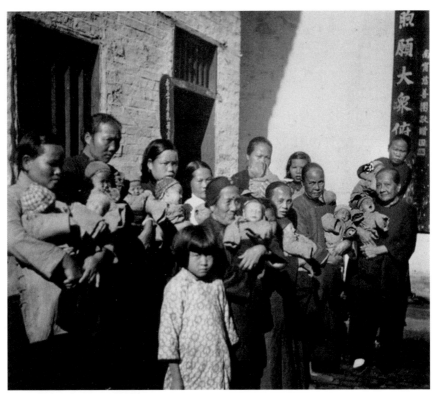

十几位妇女,怀抱婴儿,在育婴堂的侧门合影。右上方可以隐约看到"照顾大众,俯……"几个字,以及"南宁慈善团敬赠"的字样,说明育婴事业得到社会的承认和支持。

两位老妪和四个少年儿童的合照,他们是在婆婆的精心抚育下健康成长起来的。

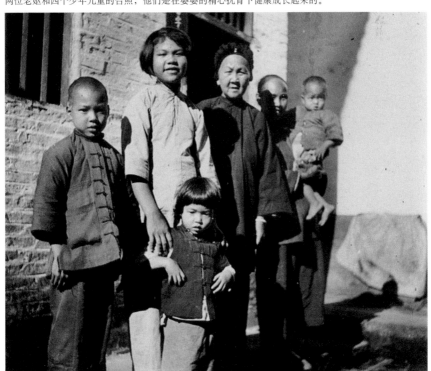

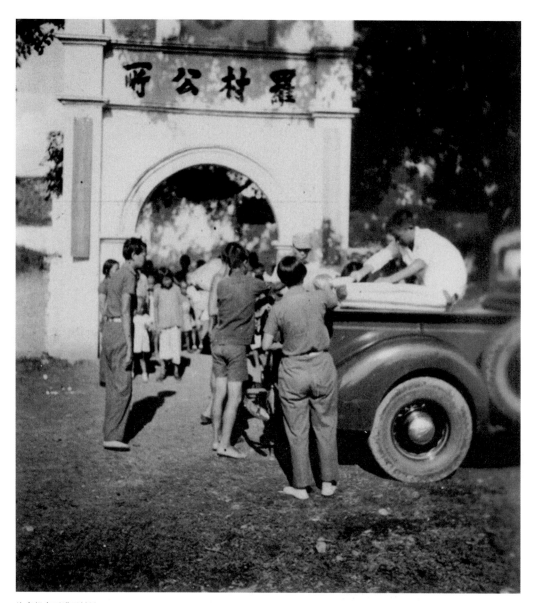

汽车机车开进了村里

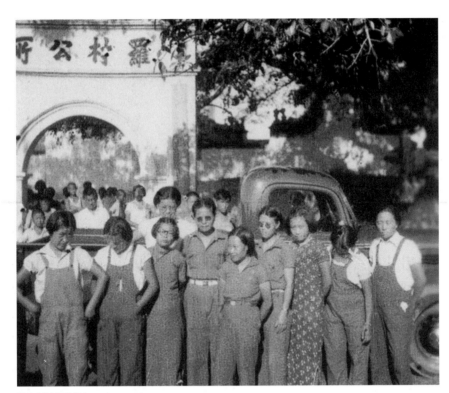

村公所前合影留念

与儿童合影

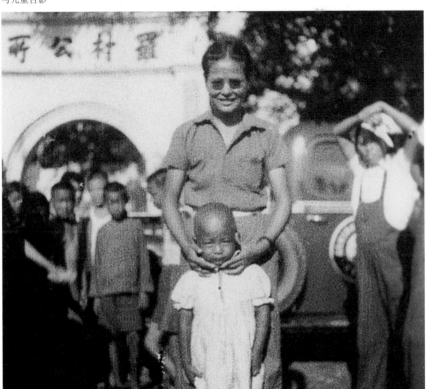

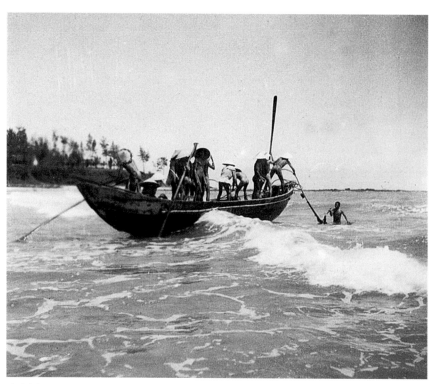

乘风破浪

拉船的小纤夫

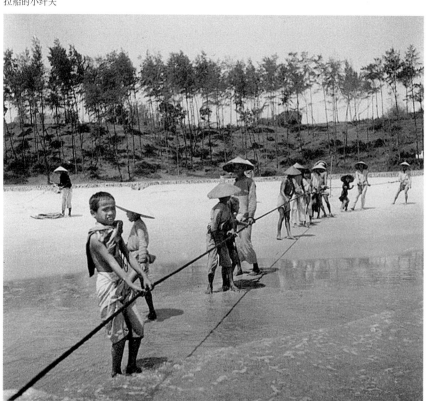

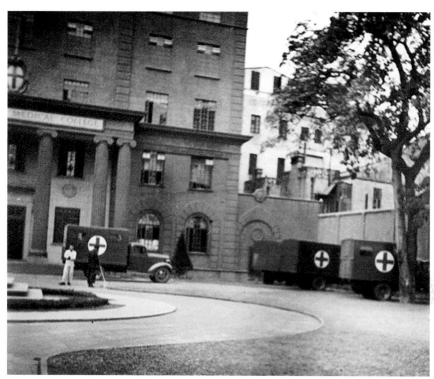

中越边境圩市的建筑

中越边境的街市

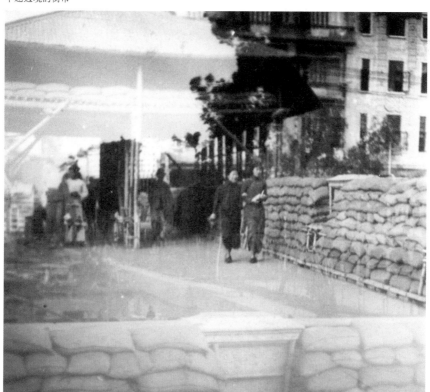

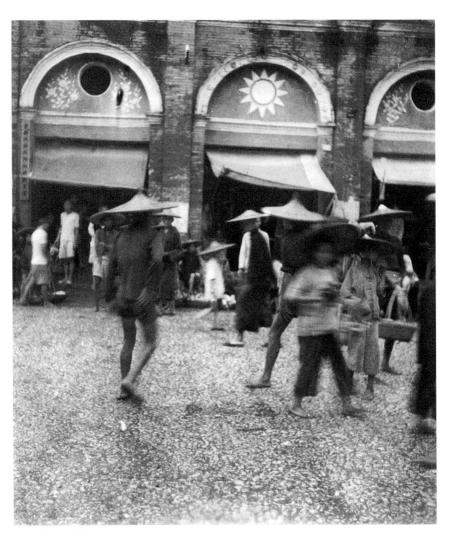

中越边境街市的行人

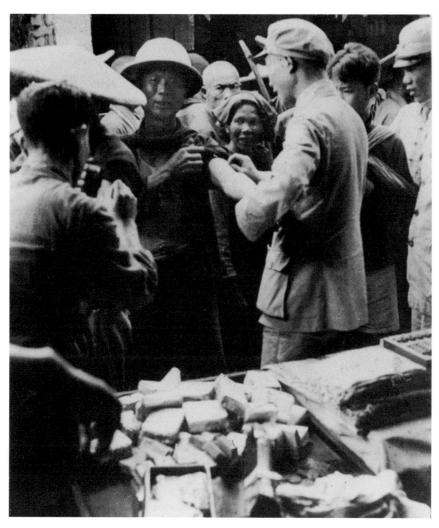

中越边贸集市

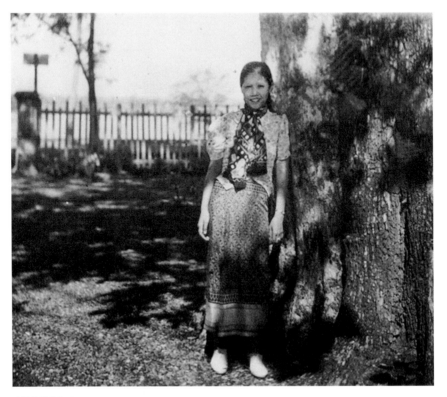

中越边境的妇女

天灾人祸

1937年南宁大水灾

南宁位于左、右江下游。左、右两江在郊区江西乡宋村汇合后即为邕江。自此东南流向南宁市。在历史上，南宁常有水患。1937 年 9 月邕江三次大水成灾，洪水横流，全城尽成泽国，最高水位达 73.58 米。其涨势之猛，淹没范围之广，实为百年所未见。1938 年，国联防疫团第三分团进驻南宁。穆克瑞博士收集了若干有关当年洪水成灾的照片，使我们对那一场百年罕见的水灾有了直观、形象的认识。

9 月上旬，第一次水灾将至，警报频传。居民纷纷走出家门，肩挑手提衣物，扶老携幼，成群结队向安全地带转移，人多拥挤，道路阻塞，艰苦备尝，如下几张照片，即当年居民逃避水灾的真实写照：

位于南宁城郊的铁桥，跨越南溪（今朝阳溪）两岸。1937 年 9 月的南宁三次大水灾，水灌南溪，两岸一片汪洋，铁桥已被淹没，南岸的楼房，其低层店面与库房也全被洪水浸淹。

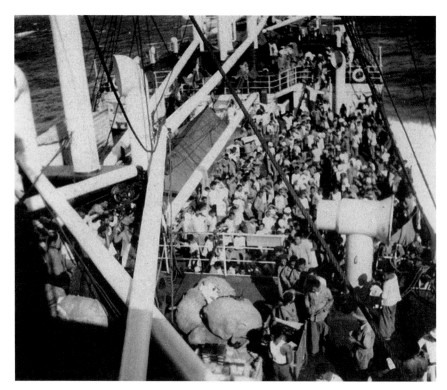

摩肩接踵，往外转移的避难人群

弃船登陆，转往安全地带

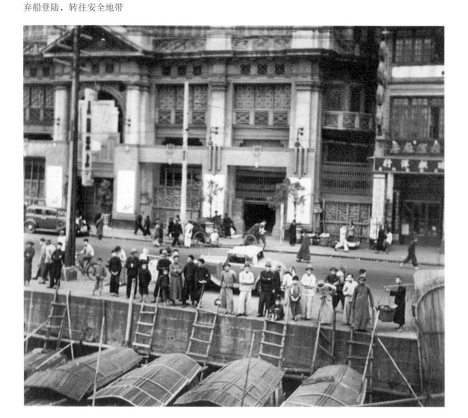

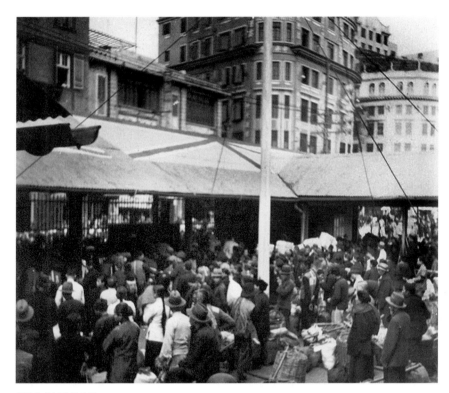

等候往外转移的市民

郊外远处的大路和山坡上，也是躲避灾难的人群和人流

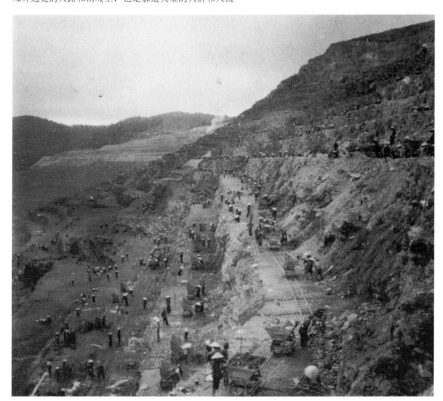

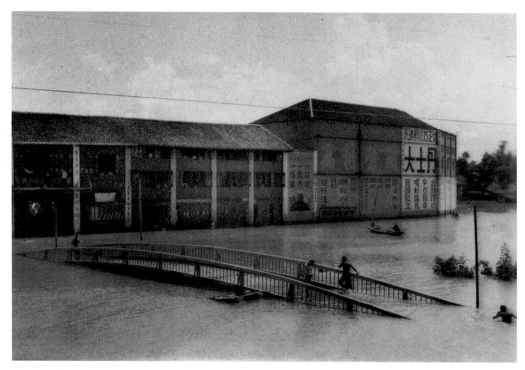

位于南宁城郊的铁桥，跨越南溪（今朝阳溪）两岸。1937 年 9 月的南宁三次大水灾，水灌南溪，两岸一片汪洋，铁桥已被淹没，南岸的楼房，其低层店面与库房也全被洪水浸淹。

共和路是南宁商贸业的主要街区，经营各种行业的商铺不少，十分热闹、繁华。邕江大水从巷西门（今民生码头）涌入，整条街道被淹。从图片中可以看到的新光镶牙店、泰福药店，代收防空奖券业务的同吉号皆已进水。居民三五成群，游走在没膝的水中，同吉号门前，还有人坐着小艇，不知是办事，还是戏水作乐？

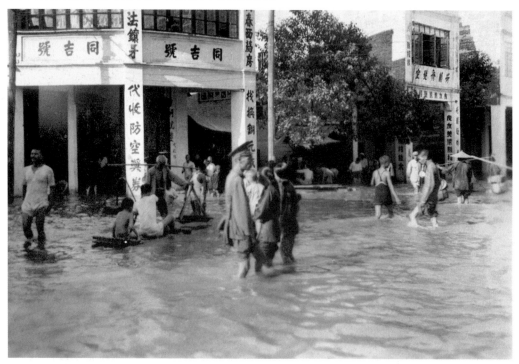

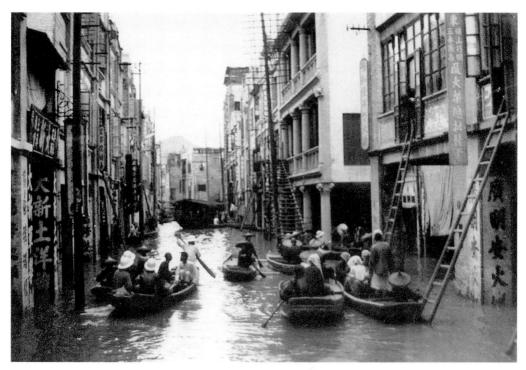

南宁兴宁路也是大水浸街，两旁商户多已进水，整条街道已成江河，居民来往多靠船艇。

旧广西省政府附近的河堤路，也被洪水灌满。从图片中可以看到，有的人在观察水情，有警察站在路边高处与人对话，还有不少人乘小木船在水上往来。

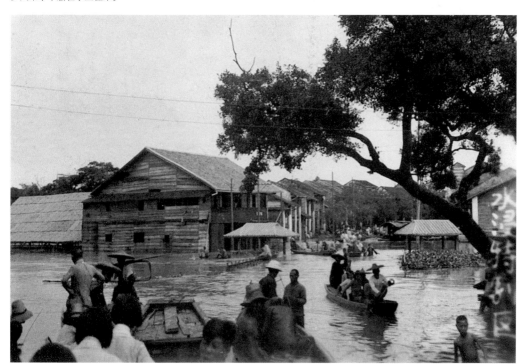

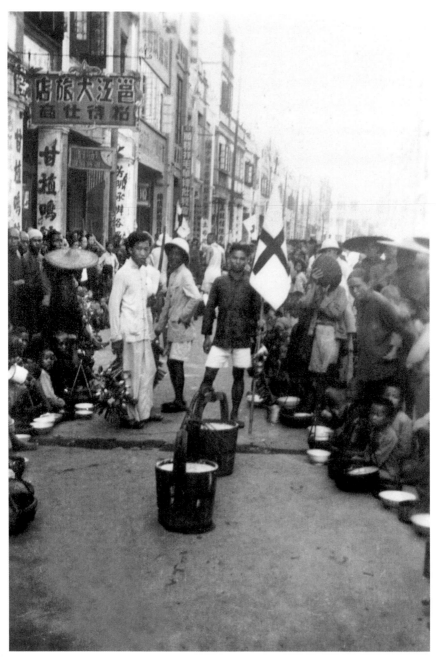

水灾不断，人民的生命财产备受威胁，日常饮食也存在不少困难。为了预防疫病发生，居民饮水亦靠政府统一安排供应。图中所示，是在政府官员、卫生警察的主持下居民沿街排队，用锅、盆、木桶领取经过消毒的饮用水。

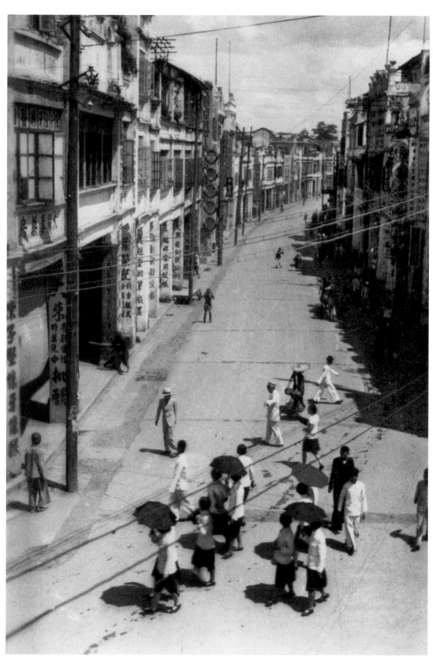

10月上旬，经月的水灾已完全消退，昔日被洪水淹没的街圩闹市，于今又被洗刷得干干净净。兴宁路沿街的商铺，五颜六色，招徕顾客的各种商业广告，又贴满了沿街骑楼的墙柱，不少行人，走出骑楼，顶着烈日，来往于兴宁路西头街口，不知是看看灾后的市容，还是选购他们急需的商品？

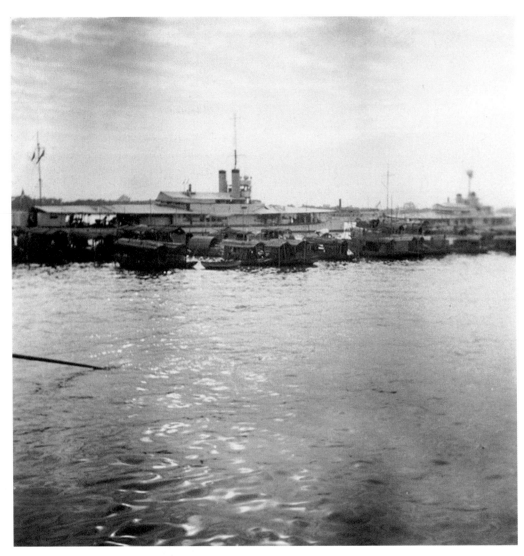

外出回看邕江，又是一派风平浪静、碧波荡漾的景色。

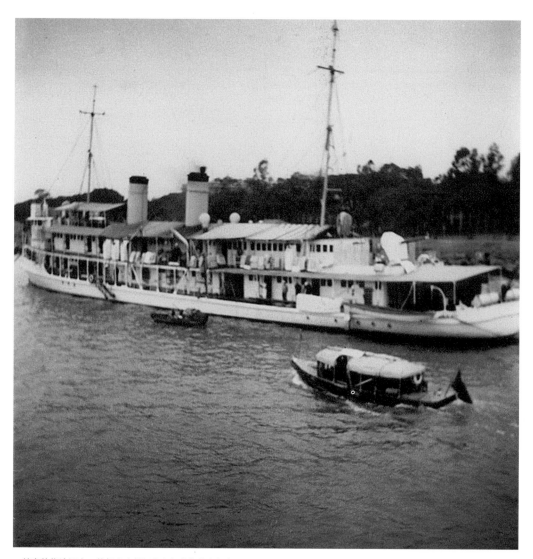

一艘客轮停泊江中，等候小木船把客人与货物送上船去。

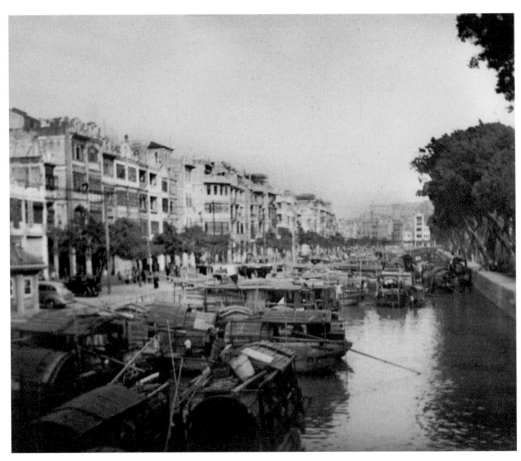

成排的木篷船停泊江边，等候商家、货主的召雇

日寇飞机狂轰滥炸梧州

梧州位于广西东南，浔江、桂江、贺江在此汇合，而后流入西江，是广西乃至云南、贵州等省进入广东，通达港澳而出海洋的重要港口，素有广西"水上门户"之称。

抗日战争全面爆发以后，梧州紧邻广州，深受战火威胁。而国联防疫团第三分团仍把它作为重点的工作区之一，也是穆克瑞的重点活动之地。1938年初，他从越南进入广西，即驱车从南宁直奔梧州，在梧州驻留期间，他不但和梧州的医疗卫生部门交往密切，而且对梧州社会的各个方面都予以关注，并且收集了不少宝贵的资料和照片，其中有关日寇飞机狂轰滥炸梧州的8帧照片，记录了日寇侵略者的血腥罪行，也为我们留下了难以磨灭的历史记忆。

据罗解三主编的《广西通志·大事记》和黄方方主编的《梧州市志》等书的记载，从1937年9月至1939年7月，在不到两年的时间内，日寇飞机对梧州的狂轰滥炸即达十七次之多！梧州蝶山的广西大学校舍和市内的繁华商贸街区，多被炸成一片焦土，损失十分惨重。

广西大学创建于1928年。由著名教育家马君武任校长。广西省政府拨出白银100万元，先后在梧州蝶山建成了总办公厅、农学院、理学院、工学院大楼各一座，另有教职员工宿舍和学生宿舍四座，整个校园建筑错落有致，处处花木葱茏，青翠茂盛，实为理想的钻研问学之地。可是日寇飞机的多次狂轰滥炸，尤其是1938年8月25日和9月17日的两次大轰炸，竟把经营十年颇具特色的美好校园摧毁得支离破碎，面目全非！警报解除，大火熄灭以后，员工们不辞辛劳，在清理废墟中捡拾尚可利用的残钢旧料，以缓解战时物资的短缺。敌人可以摧毁广西大学的房舍，却动摇不了西大师生坚持办学的决心。是年10月，广西大学理工学院首先从梧州北迁桂林，在雁山西林公园继续办学。而农学院则先于1937年9月决定迁柳州沙塘，和当地的相关机构结合，开创广西农、林、牧业教学和科学研究的新天地。

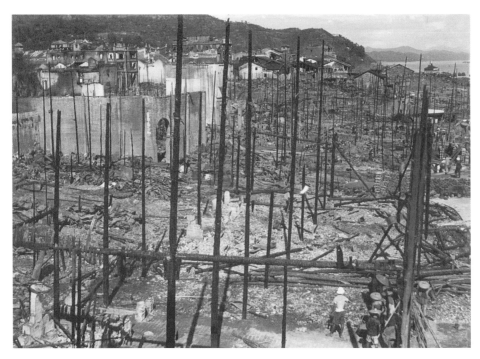

被敌机摧毁的广西大学

敌机袭击梧州，多从南海方面起飞，距离梧州甚近，往往是警报发出，敌机已迅速飞临市区上空，居民虽然紧急疏散，也难免遭到袭击的危险。从照片中可以看到：随着空袭警报撕人肺腑的呼叫，市民纷纷肩挑手提衣物仓促撤离，背后远处已是令人难见天日的浓烟大火。

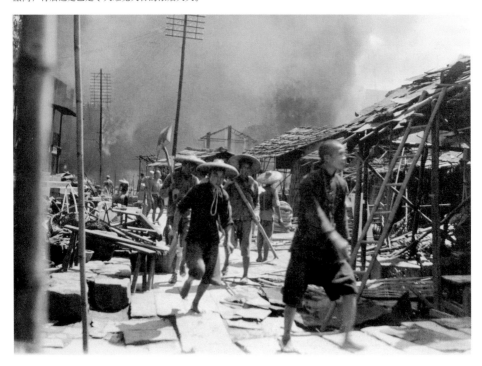

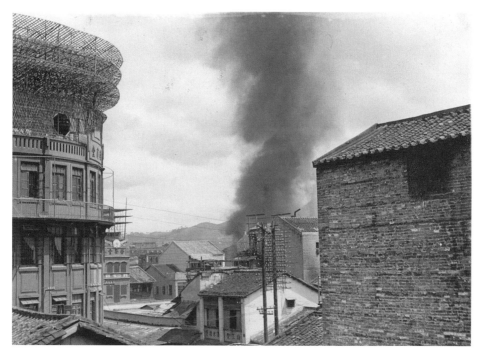

居民虽已逃离，房舍难免于难。

这是空袭警报解除后，军、警、群众合力救火，抢救劫后物资的又一情景。大街左侧的"总理内外、专治不育男女"的黄文翰医务所，以及对街的"洁光湿洗染布衣被帐"店和"粤南油米杂货"店，也已不同程度地遭到破坏。

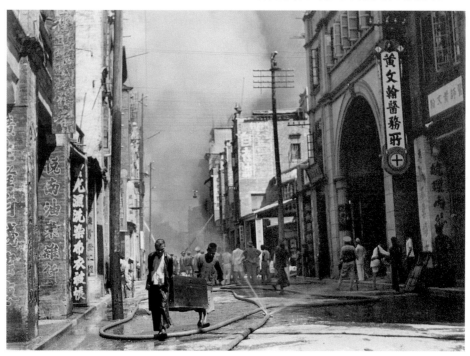

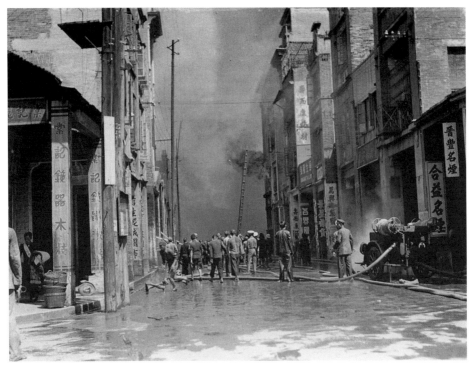

空袭警报解除以后，军、警、民众在政府官员的协调下，出动消防车，同心协力扑灭熊熊大火。街口右边的晋丰、合益名烟店，景星杂货店，万兴药铺、寿而康药材商店，以及路口左边的棠记铁器、木器商店，虽然幸免于火，但遭到的破坏也十分严重。

遭到日寇飞机的狂轰滥炸之后，梧州街区一角的房舍多被破坏，有的街道已成荒无人烟的废墟，在断壁残垣之下，残砖碎瓦之中，我们不难看到死难同胞的尸体。

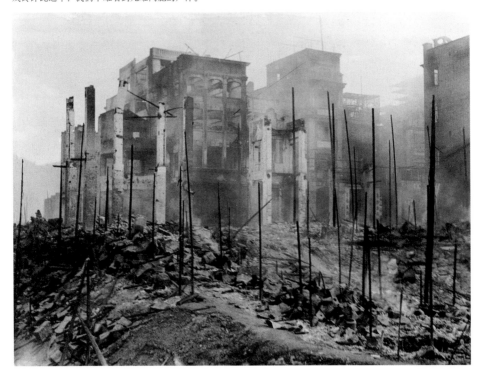

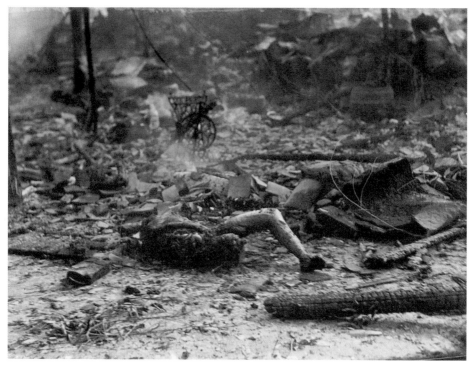

梧州郊外，在敌机的疯狂轰炸以后，昔日鸡犬声喧、林菁茂密、一派祥和气象的乡村，也被炸得到处是断壁残垣，一片焦土，以致生灵涂炭，家破人亡。

被日寇飞机炸得血肉模糊、甚或身首异处的遇难同胞。空袭过后，被转移到郊外的大路一侧，没有棺木，准备以草席包裹入土的情景。

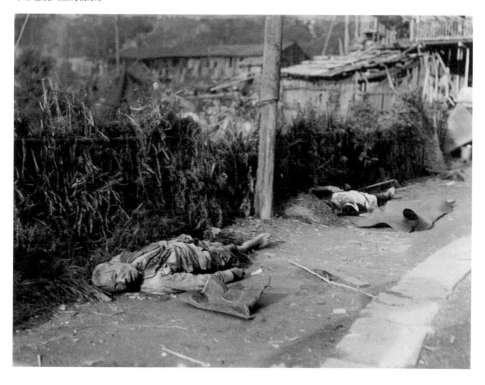

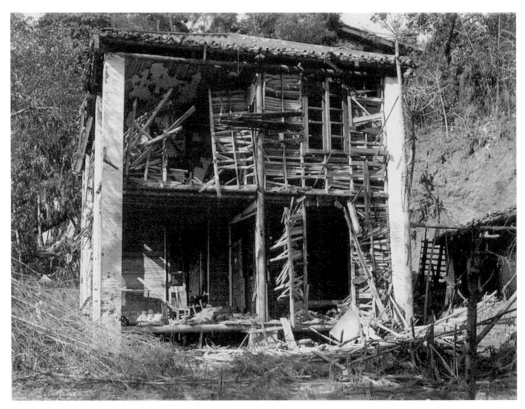

1938年，日寇飞机轰炸桂林9次，仅房屋被毁即达8553间，其中1938年12月29日，敌机18架轰炸桂林。全城30余处大火，受毁房舍500余栋，难民万余人无家可归。

全民皆兵

广西民团组训，实行全民皆兵，起手甚早，成绩亦极显著。故胡适博士的广西之游，深刻印象之一即"武化强"。

早在 1930 年 4 月，广西省当局即颁布了《广西民团组织暂行条例》，设立民团总指挥部，由黄绍竑为总指挥，白崇禧为副总指挥。划全省为桂林、平乐、柳州、宜山、邕宁、宾阳、梧州、郁林、龙州、靖西、百色、恩隆 12 个民团区，各区设指挥部，有正、副指挥官各一人，各县建民团指挥部，设司令和副司令，由县长兼任司令。本此行政、文教、军事的"三位一体"制，乡（镇）设乡（镇）公所，乡（镇）中心国民基础学校，乡（镇）民团后备队大队部；村（街）则建村（街）公所，村（街）国民基础学校，村（街）民团后备队。三"位"集于一"体"，三"长"集于一人，既节省人力、物力、财力，又有利于军令、政令的施行。

根据广西省政府制订的民国建设条例和章程，凡年满十八岁至四十五岁的壮丁都需分批、分期接受民团军事训练，据"民国二十四年四月"的统计，当时，全省 94 个县，先后编练民团 4 期，共计 451539 人。（参《广西年鉴·保安·民团》，但统计数字有误，如第二期民团队数应为 1518 队，而误记为 518 队；总人数与各分期人数相比，则多计 27 人）

广西的学生军训，1940 年秋季之前，小学实行童子军教育，初中、高中和大学实行军事训练，学校设专职军训教官，日常生活实行军事管理，军事学科与术科并学。初中课程结束以后，全省学生还需集中武鸣（1940

年改在桂林)再接受军事集训一年(1940年秋季改为半年)。男生学习军事，女生学习看护。人人全副武装，从基本制式训练到营团野式演练为止。军事集训结束以后，始能取得毕业证书，继续升学，此种制度，直至1940年冬始停止实施。李宗仁桂系的民团组训和学生军训，其目的一在"寓兵于团"，一在"寓将于学"。

1936年至1938年，为了发动群众，开展抗日救亡运动，广西当局曾经组建三届学生军，分赴省内各地或远赴安徽、湖北等省，宣传和组织群众，参加抗日战争。

还有公务员的军事训练。据1936年《广西年鉴·政务·军事训练》载："民国二十四年，全省有83个县实行公务员军事训练，合计受训人员8014人。"

最具特色的是女子民兵训练。下面的一组照片，形象生动地反映了她们的飒爽英姿，给人巾帼不让须眉的感觉。

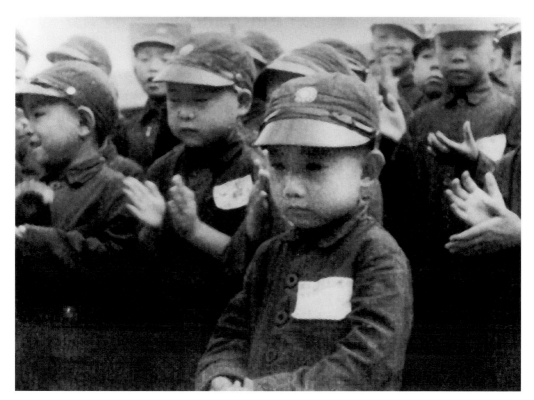

身穿军装的桂林中学学生

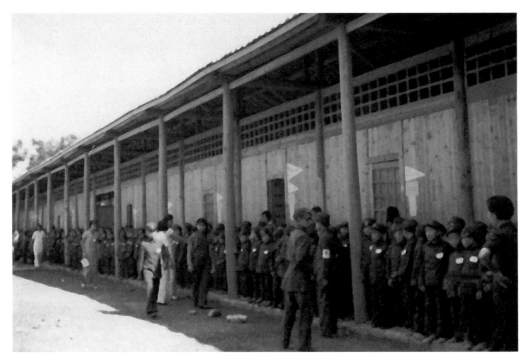

桂中学生晚间在宿舍长廊接受军训教官的点名查铺

集体活动解散以后

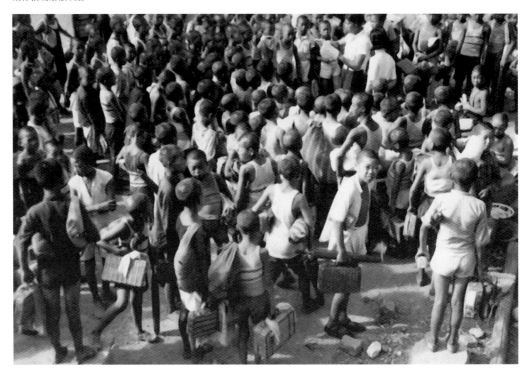

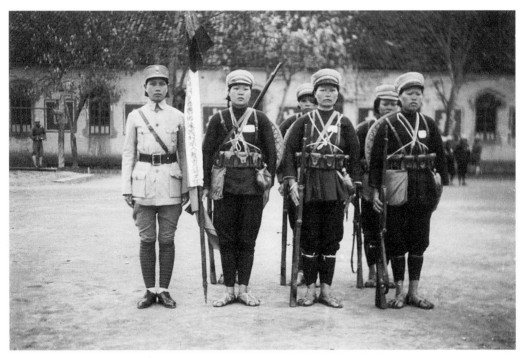

在教官的带领下，女民兵分组作列队训练。

在教官的示范下，女民兵手握钢枪，作跪倒制式训练。

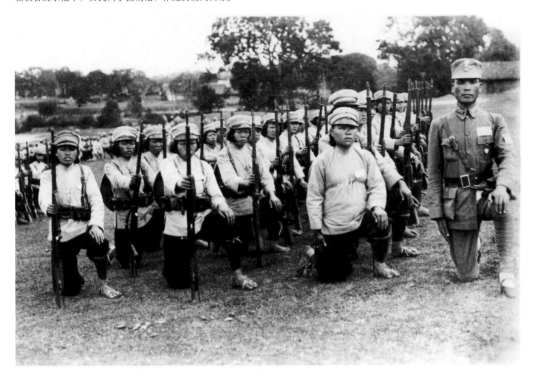

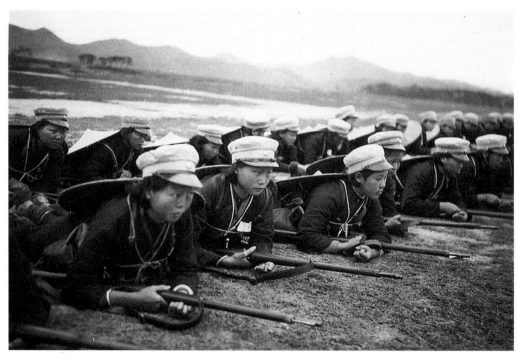

女民兵卧倒动作训练。

这是女民兵的队伍，在教官的领导下，列队开赴比赛会场。

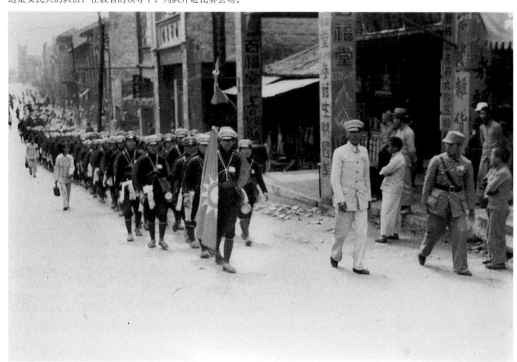

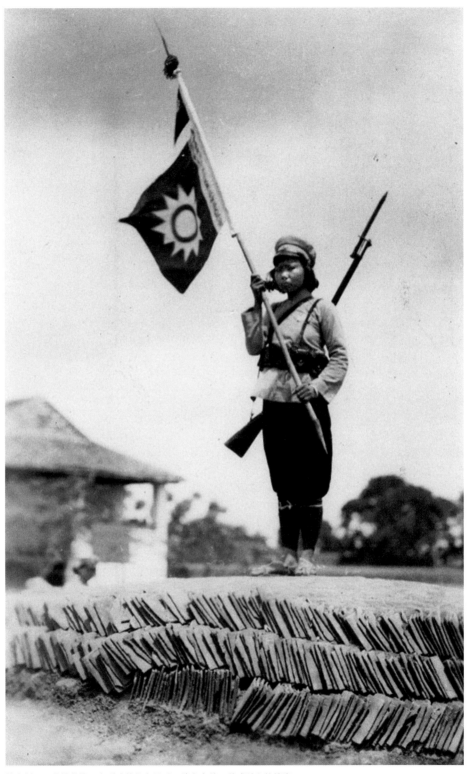

枪上刺刀，背枪擎旗，全副武装的女民兵，站立高处，警戒前方的雄姿

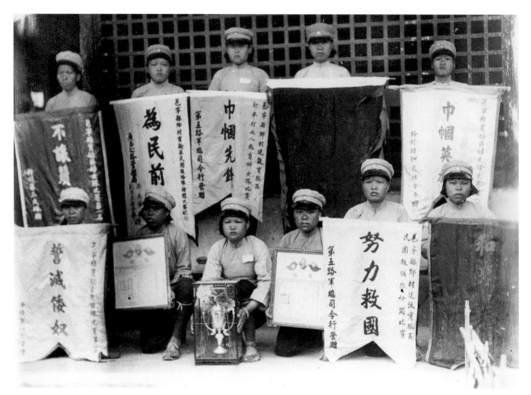

比赛结束，举行颁奖大会。邕宁县的女民兵，在乡村建设实验区民团检阅的比赛中，获得胜利，第五路军总司令行营赠予优胜者"巾帼英雄"、"巾帼先锋"、"为民前锋"、"不让须眉"、"努力救国"、"誓灭倭奴"等奖旗和奖牌。

第五篇 1939年：穆克瑞的云、贵、川之旅

1939 年 6 月，穆克瑞离开广西，前往云南，开始了他的云南、贵州、四川三省的旅行，至同年 10 月结束，历时五个月。

在云南

　　穆克瑞启动他的云、贵、川之旅时，日本侵略军已于 1938 年 10 月占领武汉，并于 1939 年 4 月提出进攻桂南，切断南宁至越南河内的交通，阻止美、英等国向我国输送物资的通道。因此，云南昆明成了国外进入中国的主要通道。而四川重庆是我国战时的首都（时称陪都）。虽然每天有飞机与各方联系，但陆路交通因为缺乏必要的汽车和汽油供应，而国联防疫团答应提供的卡车迟迟未能交付，因此他只能在昆明及其附近做些力所能及的考察旅行。

　　1939 年 6 月 21 日，穆克瑞在昆明给拉斯内监察长写了一封长信。在信中我们可以看到，他在云南的三个月里，没有、也不可能安静地进行工作。因为当时面临的问题太多，牵涉的范围也很广泛，诸多工作职责并不明确，需要的交通车辆迟迟不能解决，和贵州、四川以及陕西各有关方面的联系千头万绪，而云南通往缅甸和越南河内的交通供应也存在不少问题，加上日寇飞机的轰炸与破坏，都增加了工作中的困难。

　　而在队伍内部的同仁麦肯兹博士（Dr. MacKenJie）认为他在防疫团中"以专家工作还是年经了点"。并且对他说明："如果您想献身卫生问题，必须采取行政管理习惯。有关卫生的现场工作与您无任何关系。"为此，麦肯兹博士给他以必需的经费，要他修建一个车库和维修车间，并在缅甸公路上储备汽油，以防日寇军队在广西登陆或云南的铁路线被摧毁、与河内的联系被切断时，能够保证必要的人员与物资的疏散。但是，车库的修建工作既受到越南建筑商人的高价敲诈，建筑用地也因与其他单位的用地发生纠纷，工作并不顺利。总之，正如他自己所说："我们在云南无任何活动。"

业内工作的开展虽然困难重重，而穆克瑞在昆明的三个月里也另有收获。

一是中医药典的研究引起了国际联盟卫生处的关注。因此麦肯兹博士特别提醒穆克瑞，注意收集任何有关中医药典研究的新成果，并把它刊登在卫生处的月刊上。因此，穆克瑞走访了地方从事中医、中药的人士，并和一位多年来在昆明、贵阳专门从事中医中药的刘医师往来，自己也在昆明从事中医的研究，在给远在日内瓦的拉斯内的书信中，他还写道："我相信中国药典能引起您在日内瓦的最大兴趣。"

第二是他对云、贵少数民族，尤其是保保族的调查研究也做了不少工作。通过调查和采集，他给我们留下了两张有关当年云南哈尼族和瑶族多个民系在一起的照片。他们主要居住在云南南部的红河流域、元江至河口一带。抗日战争时期，西南联大的学者和滇、黔、桂边区纵队的干部都很重视对这些民族群众的调查和研究，并且多有联系。穆克瑞留下的两张照片，很可能是从他们的著作或留存中收集到的。

这些认定，主要参照云南省民族事务委员会何正庭同志的意见。这些照片，使我们在七十年后的今天，仍能看到当年云南多个少数民族和民系的衣着装扮和风貌。

第三是他对当年云南和邻近各省的民情、社情也有介绍，并且谈了自己的观感。例如：通过对医疗卫生工作的考察，他认为：云南的卫生状况，"好像比广西卫生要好"。论生活，昆明比南宁居住更舒适，食物很好，比越南河内高档多了。但是，昆明的生活水平大大高于广西，约为其两倍。

此外，他对于当时的中国政情，也多有议论，诸如：蒋介石因为重庆

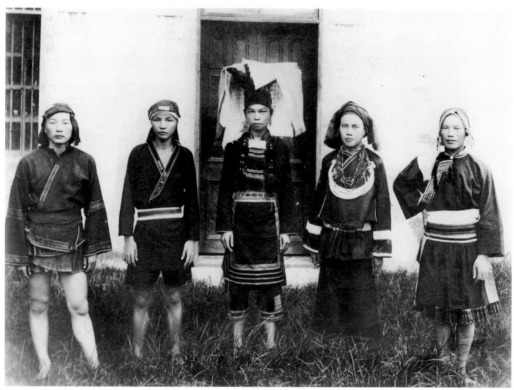

经过民族学者的鉴定，认为这张照片，从左至右分别为：哈尼族（奕车支系）、哈尼族（奕车支系）、瑶族（板瑶支系）、瑶族（板瑶支系）、哈尼族（哈尼支系）。

这张照片，从左至右分别为：哈尼族（哈尼支系）、瑶族（红头瑶支系）、瑶族（板瑶支系）、哈尼族（奕车支系）、哈尼族（奕车支系）。

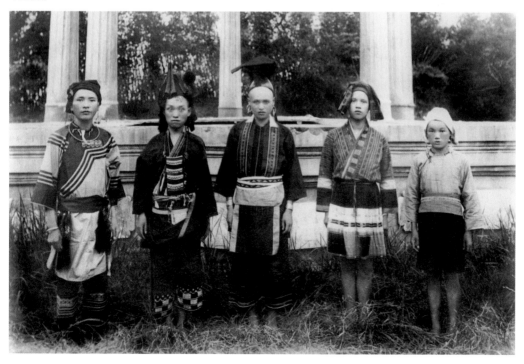

的防空部署不当，受到外国军事专家的讥评，一怒之下撤掉了自己的空军司令。以龙云为首的云南当局"唯恐失去它的独立性，不愿接受（蒋介石）中央政府的任何建议，也不愿接受它委派的任何官员，中央政府在这里被视同外国人。这里到处都有外国人，但他们与省级部门的合作为零"。还说当时外国人曾有传闻：所谓"广西三巨头（李、白、黄）联盟与日本人之间谈判时"，中央政府决定给他们派人并提供装备，恢复梧州、北海等地的公路交通。是以广西的民兵装备整齐，目前兵力有 50 万人，总参谋部决定进行抵抗，足以制止日本军队在北部湾的登陆等等。

经过近三个月的等待和装备，直至 1939 年 8 月下旬，穆克瑞取得中国政府内政部和各有关省政府的同意，发给旅行护照，启动了盼望已久的云、贵、川之旅。

出发之前，他给自己定下了几项要求：

首先是对昆明、贵阳、重庆、成都沿线的流行病做实地调查；

第二，考察沿途道路的结构状况；

第三，了解沿途车流量大小和行车条件；

第四，调查沿途的人情风物及各主要站点的供应情况；

第五，和在沿途活动的一些外国医疗队、卫生站，传教团体等取得联系。

本着这些要求，穆克瑞离开云南，开始了他的贵州之旅。

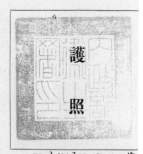

護照

漢衛字第壹拾式號

內政部衛生署

發給　護照事查國聯防疫醫官

Dr. Manolaiz 英克萊前往雲南貴州等省助理防疫醫務

經本署按照頒發護照暫行規則規定發給

護照仰沿途軍警關卡驗照放行須至

護照者

計開

一　持照人職業或業務　醫官

二　起訖及經過地點　由川赴滇湘桂黔黄衛康各省

三　運帶物品種類數量

四　隨行人數

五　頒發日期

六　繳銷日期

右給　英克萊醫官　收執

美商卒官、戌合意　充

内政部卫生署发给的护照

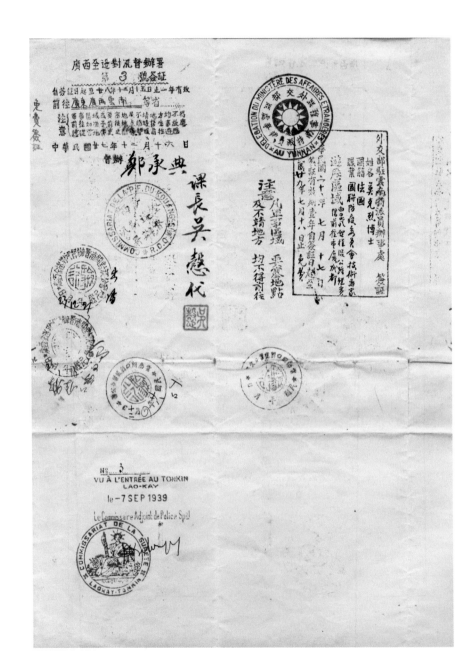

广西全边对汛督办署、外交部驻云南特派员办事处签证

游贵州

　　1939 年 9 月 9 日，穆克瑞以国联防疫委员会防疫专家的名义，由贵州省政府发给从贵阳往四川重庆的"行旅护照"，在"运带物品种类数量"一栏中，注明"滇 1107、滇 0654、滇 0767 小汽车三辆"。而护照缴销的日期为同年 9 月 27 日（农历八月十五日），可知他在贵州逗留的时间，前后只有十七天，真是来去匆匆。但是，他在贵州的考察报告，却是相当仔细和具体，也是最为丰富的。

　　他首先写道：从云南进入贵州地界，向前走三公里，就是一座海拔 1970 米的山口，过了山口，往前的公路越来越坏，弯道很多、很大，经常有山石往下滚落，车行其间，稍有不慎，就有被山石击中或者翻车、甚至滑落深沟的危险。从山口东去 70 公里，沿途都是海拔 1700 米到 1900 米以上的高山，路陡沟深，溪流湍急，还要进出七个山口，才到达贵州西部的第一个县——盘县。

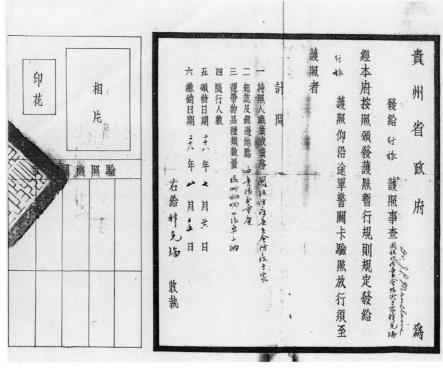

貴州省政府　為

發給　行旅　護照事查

經本府按照頒發護照暫行規則規定發給

護照仰沿途軍警關卡驗照放行須至

行旅

護照者

計開

一　持照人職業或業務

二　起訖及經過地點

三　運帶物品種類數量

四　隨行人數

五　頒發日期　二十八年七月 日

六　繳銷日期　二八年八月 日

右給褚克垿　收執

印花

相片

驗照機關

贵州省政府发给的护照

在盘县

盘县是穆克瑞此行考察的重点地方之一。它西距云南昆明 318 公里，东去贵阳 342 公里，居于两大省会之间。它四面环山，县城就在很窄的山谷之中。进出县城，都要走弯环曲折、坡陡路滑的盘山小道。盘县之名，很可能和这种盘山路况有关。如下的一张照片，近在盘县城东，因为弯多路陡，相去却在 20 公里之外，进出县城的行人，只能艰难地跋涉在山路上。

盘县虽然僻处云贵高原，却有悠久的历史，早在明洪武十五年（1382）即为普安卫治所。二十二年普安卫升为普安军民指挥使司。明永乐十三年（1415）改置普安州。清嘉庆十六年（1811）改普安州置普安厅。光绪三十四年（1908）改普安厅为盘州厅。民国二年（1913）改盘州厅为盘县。从明洪武十五年设置卫所，到民国二年建立盘县的 530 多年间，盘县地方皆为一方行政中心。

盘县虽然坐落在崇山峻岭之中，却有一条用大块石板铺成的街道，壮观的新城门。城门之上有两层一列七间、飞蟾屋顶的城楼。其结构颇似中法战争以后建造的广西镇南关（今友谊关）。城门顶上，隐约可见"群众教育报"几个大字。

盘县大街就在新老城门之间。街道两旁不少房屋是青砖木柱，飞檐斗拱的民族风格建筑。经营各种日用商品的店铺分列街道两旁。大街上是来去匆匆的行人。铺设街道的石板因为饱经风雨的侵蚀和行人的践踏，已经满是裂痕，凹凸不平的街道中段，显现了波浪起伏的走向。此种情景，更显出饱经沧桑的古老边城风貌！

从盘县东走 50 公里，就是普安县。从普安再东走 55 公里，就是安南县。安南县位于北盘江西岸。明代置安南卫，清代改为安南县，民国三十年（1941年）改安南县为晴隆县，从盘县到安南，虽然只有 105 公里，据穆克瑞报告：

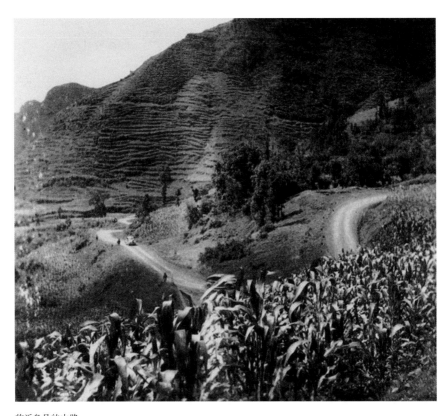

临近盘县的山路

盘县城东的弯道

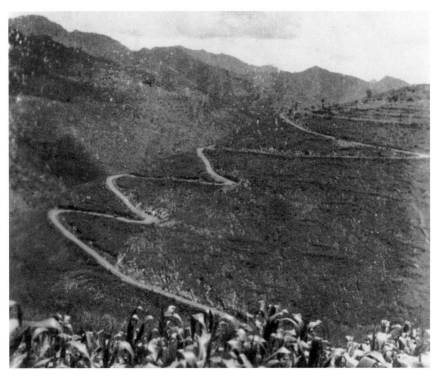

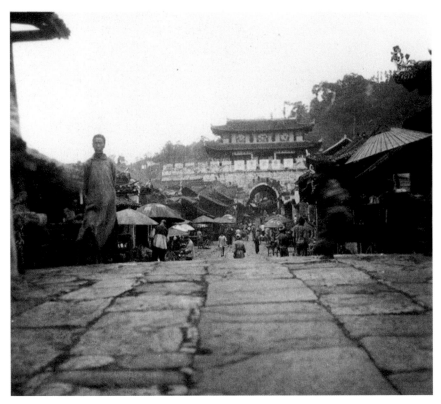

盘县的石板大街

盘县古城门

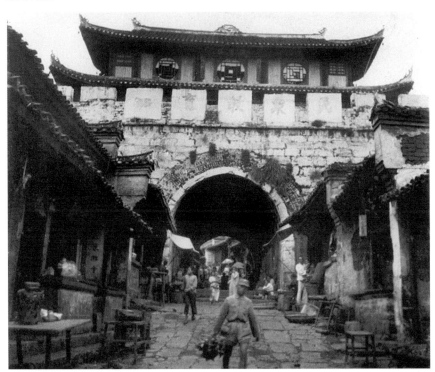

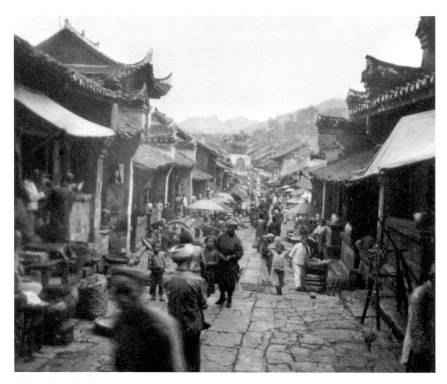

熙熙攘攘的盘县古街

饱经沧桑的盘县古城

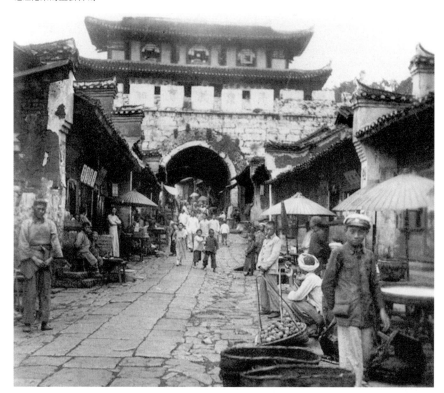

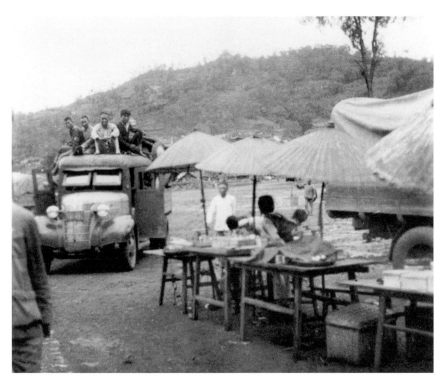

城外停车场一侧，接待过往旅客的食摊

为过往车辆加油

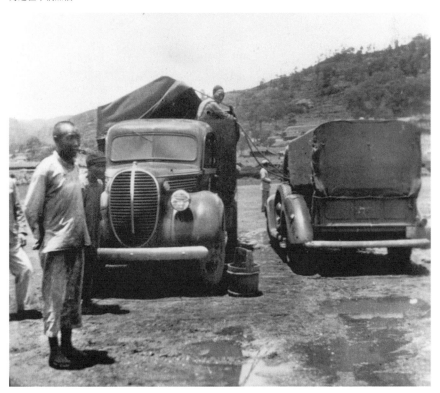

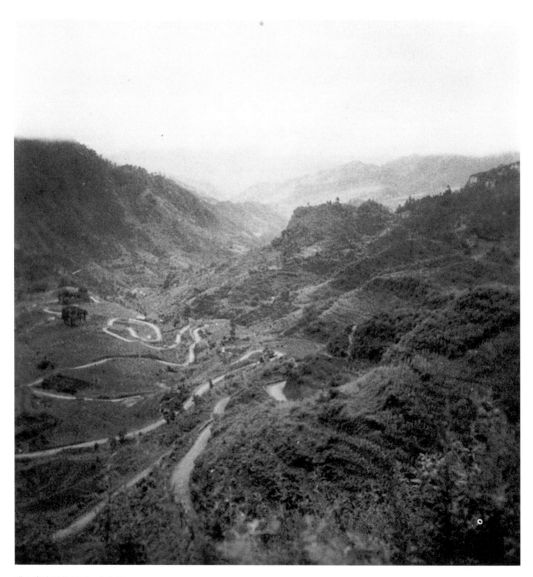

进入安南前的最后一个山口

"全段公路，困难重重。其海拔高差在 10 公里距离内就相差 700 米。而在 100 公里的路段上都有这种情况。"因此，这段公路的坡度很陡，弯道很多，要想看清前面的走向十分困难，遇上下雨，土路很滑，尤甚危险。这张照片，摄于盘县东出安南 407 公里处，是进入安南县城的最后一个山口，海拔 1300 米，再往前走 16 公里，就是安顺县城了。

在镇宁、安顺

过了安南县前行 21 公里，即到北盘江。江上原有的吊桥已经改建。据穆克瑞的描述："这一段下坡路在 20 公里长的距离上下降了 900 米，尤其是最后 8 公里，是道路最危险的地段，大卡车很难在此会车。在路肩或在深沟上，受雨水冲刷，有下沉趋势，在路肩由一些未充分破碎的岩石构成。"过了北盘江，进入永宁县，坡度稍缓，道路也显得较宽。从永宁路过镇宁县布依族、苗族聚居的地区时，穆克瑞游览了黄果树，观赏了中国第一大瀑布，并且拍下了九级瀑布中的最后两级，白水河的水如飞雪奔雷，分几道腾空下泻 70 多米。天造地设，蔚为大观！

从镇宁东北行，就是黔西的又一大县安顺，明洪武十六年（1383）在此地始建安顺州。万历三十年（1602）改为安顺府。清代，仍为府建制。辛亥革命，建立民国的第二年，始废府改县。因为安顺地处云南、贵州的主要通道之上，自古即是滇、黔两省的交通枢纽之地，贵州西部物资集散的中心，在历史上有"黔腹"、"滇喉"之说。又因为安顺曾有 300 多年作为府治的历史，所以城市的建设胜于盘县和普安等地。且看中国商人在安顺开设的饭店，砖木结构，上下两层，四大开间，门前停满了各式汽车，旅客进出频繁，比盘县的路边饭店气派得多。

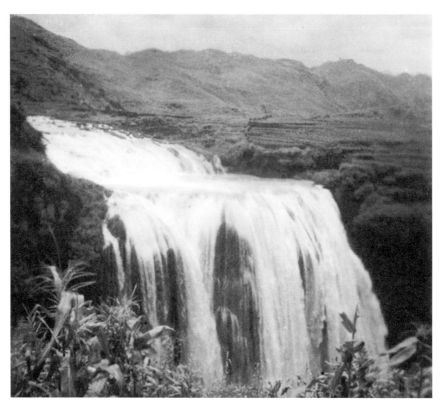

七十余年前的黄果树大瀑布

安顺大饭店

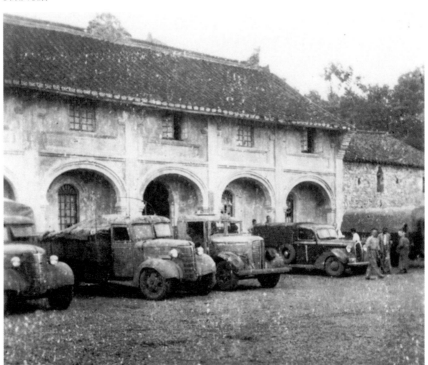

在贵阳

穆克瑞从安顺到贵阳的旅行是比较困难的。他路经北盘江时,虽然原有的吊桥已经拆除,建了新桥,但在桥的附近一条 20 公里长的下坡路,落差竟达 900 米之多!石雕神像背后的远处,就是北盘江新桥。新桥过了,就是漫长的陡坡了。到达贵阳以后,他对这座作为省会的城市印象是好的。当他走近贵阳时,他看到约有 1000 辆汽车停靠在贵阳郊外。其中有不少是从贵阳通往湖南长沙和广西的宜山、柳州等地的。贵阳市内,街道宽大,道路铺得很好。贵阳通外的公路,除平宜、盘县,安顺的路段外,其他公路都比较宽畅,路段车流容易通过。公路的维护,主要依靠众多的劳工用双手推拉压路机压碾路面。其中有些路段用碎石头铺垫养护,有些路段则以黏土铺垫。安顺近郊的护路工人正忙着用碎石铺路。因此,道路的断面极易识别。但黏土养护的路面,每到雨季,车行极易打滑、发生事故。特别是车过息烽 10 至 20 公里处,附近村庄的农民在公路上挖沟引水灌田,把路面挖出一道道 0.5 米左右的水渠,更增加了行车的危险。

北渡乌江

从贵阳北行 103 公里,就是乌江渡。它位于遵义西南。明洪武时为乌江关,是贵州进入四川的必经之地。每年五六月乌江涨水时,两岸渡口经常滞留等候渡江的卡车上百辆。乌江江面并不很宽,正常情况下用小船划桨过江,十分钟左右即可抵达对岸。但遇上乌江涨水,卡车渡江往往需要等候一周左右。穆克瑞此行从贵阳到达乌江南岸渡口时,等候渡江的车辆已经排成长龙。码头虽说备有三艘渡船,其中一艘还在修造之中,实际能用的只有两艘。穆克瑞一行和随行的汽车,都需要依靠渡船才能过江。

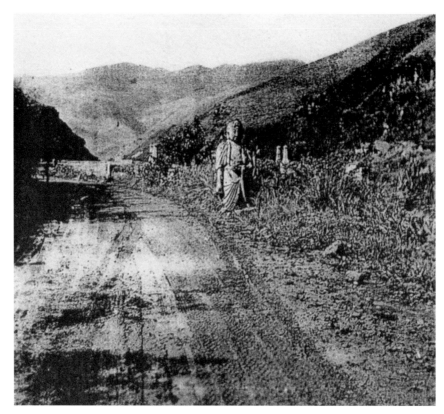

北盘江的石雕神像，远处就是新桥

安顺路段的工人用沙石铺路

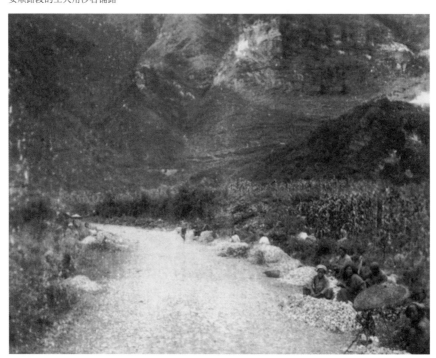

穆克瑞一行抵达北岸以后，因为山口上坡的道路极易发生塌方，所以有些船夫还得弃舟登陆帮忙。

从乌江渡口北走 50 多公里，据穆克瑞的报告，一路上都有塌方。临至遵义时，道路较好，许多卡车停留在遵义城的出口处，那里正在建造新桥。而从遵义到桐梓 60 公里路程，一路多是进山、出山、急弯或者深谷，边沿堆满滚石。在铜梓北面的凉风垭，海拔 1430 米的山口，是贵州至重庆公路的最高点，比重庆海拔高 1350 米。从凉风垭北行 55 公里，在弯环曲折的山道间，架起了一座新桥，与原有的旧桥并行。前面又是多弯的高山，其结构和规模在全路段中都是少见的。过桥沿盘山公路再走 11 公里，就是贵州和四川的分界处。一路上坡道很多、很长、很陡，而且弯环曲折，还有不少路段是从石山崖壁中开凿出来的。从贵阳北行 351 公里路段，施工队正在崖壁中开凿官道，其中多有塌方。一些跨越山涧的桥梁，也都非常狭窄，会车十分困难。有的路段用黏土铺设，车子经常在行驶中打滑。由于坡度大，急弯多，司机看不清前进的方向，翻车随处可见。有的撞到山崖上，有的则冲到深沟里，有的因为山石塌方，经常发生车毁人亡的悲剧。穆克瑞在贵州，经历了 720 多公里的旅行，其中遇到不少艰难险阻，但总的说是愉快的。他为七十年前的贵州妇女留下了玉照，其中贵州山区的土著妇女还落落大方地和荷兰领事留下了珍贵的合影。

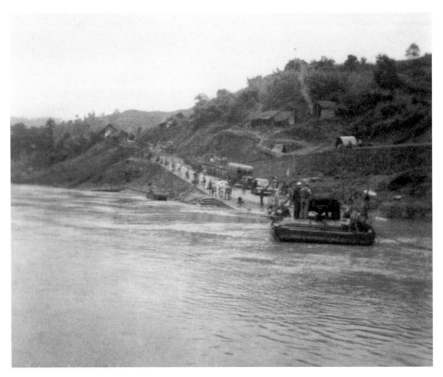

离开江岸，正向北江前进的渡船，船头站满了渡江的人。

沿着江边，拉住缆绳向北岸前行的渡船，船上载有穆克瑞一行随带的"滇0654号"牌的汽车，江岸上许多随船的纤夫，艰难地拉着纤绳前行。

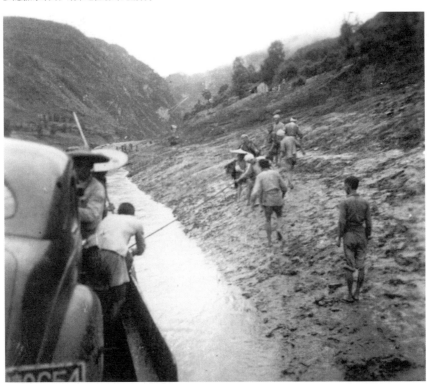

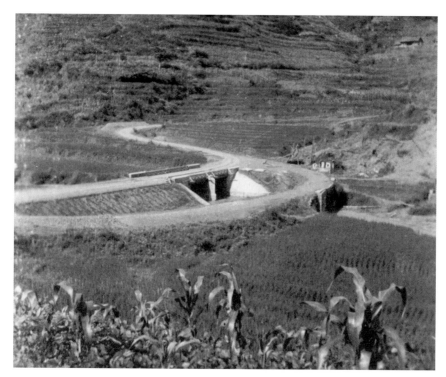

面对多弯高山，新桥与老桥并行

川黔道上，塌方严重

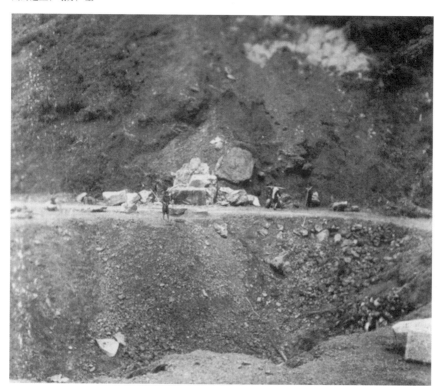

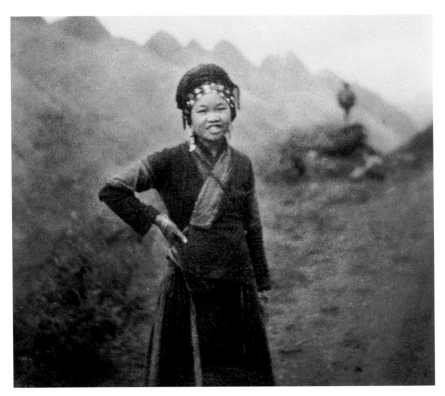

贵州妇女

荷兰领事万登伯尔先生（M.Vandenberg）与贵州山区土著妇女留影

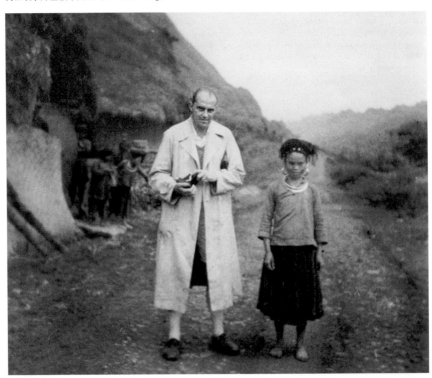

四川行

进入四川以后，从綦江到重庆 83 公里，虽然比从云南进入贵州的道路要好一些，但"蜀道"之行仍极艰难。山高、沟深、弯多、坡陡以及塌方滚石，沟沟坎坎，一路上实不少见，能令人放心行车的路段极少。穆克瑞做过这样的统计，从贵阳到重庆，481 公里路程，他所遇到的车行情况是：路上会车的卡车数量有 133 辆，其中 10 辆抛锚；路上超车的卡车数量 85 辆，其中 14 辆抛锚。

因为缺乏必要的维护以致中途抛锚的汽车不少，穆克瑞认为所以造成这种沿途抛锚的原因，主要是路况不好。据他说，从 236 公里处的云南平宜，到 1141 公里处的四川重庆，"绝对看不到有超过 200 米的直线路段。这仅是因为弯道、上坡、山口和下坡，与迎面而来的车辆会车已够危险"。加以司机操作不当，也往往酿成车祸。

其实，这仅是造成行车混乱、事故迭出的原因之一。还有车主与司机为了多赚钱而违规超载或沿途拉客（俗谓拉黄鱼），也是司空见惯的事。因为超载或随地停车拉客，造成抛锚甚至车祸的情况，是当时公路行车的普遍现象，非仅昆明—贵阳—重庆—成都一线。当时社会上流传的一首打油诗，就是这种无序行车的绝妙写照，诗曰："一去二三里，停车四五回，抛锚六七次，八九十人推。"

沿途停车、抛锚，旅客还得下车出力帮助推车。此种情景，穆克瑞和他的旅伴们不会少见，也许有鉴于此，他们每到一地，住下以后，都不

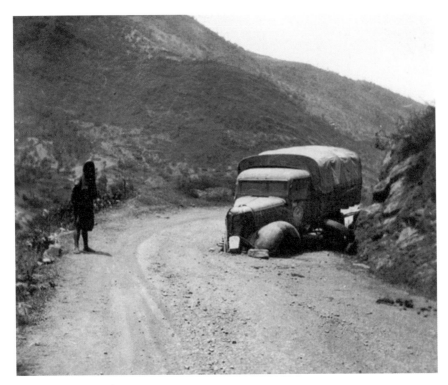

入川路上中途抛锚的汽车

每到一地，都得停车检修车辆

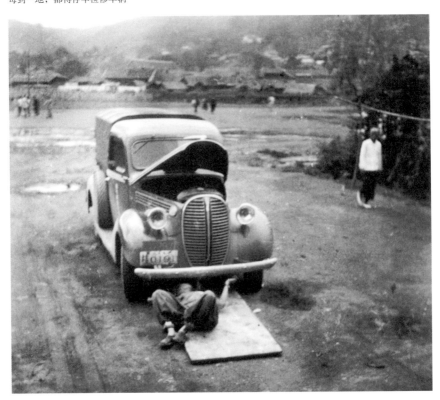

忘检修车辆。检查车辆的所有结构，尤其是弹簧和固定大螺栓，每行车400—500公里，就要固定螺栓一次，以保证行车的安全。而且每天都是黎明即起，赶早上路，争取"路上和渡口空荡荡"的机会，避免了过多的会车和超车造成的危险。因此，他们从贵阳到重庆的481公里路程，只用了一天时间。而回程时从重庆至昆明，1141公里路程，因为是单独旅行，路中少受干扰，只用了29个小时，其中有4个小时是停车吃饭和加油。在如此路况下保持这样的行车速度，实在有些冒险了。

重庆是战时中国的首都，抗战大后方的中心，四面八方的车流从重庆进出，仅重庆南岸的海棠溪渡口，就经常有600—700辆各式卡车停靠，等候渡江开入市内，或者开往湖南、广西和云南各地。而敌人飞机对重庆以及各方运输线路的狂轰滥炸，又常造成交通运输的困难和损失。

从重庆到成都，480公里路程，中经荣昌、隆昌等地。重庆到荣昌的59公里路段，虽然比较狭窄，也有弯道可能造成的危险，但公路的保养比较好，行车还算平稳。荣昌到隆昌相距137公里，路面很多小沟，不利车行，穿越城市也比较困难。从隆昌前行48公里，是白茅溪渡口，江面甚宽。重庆到成都的铁路大桥正在修建，巨大的桥墩屹立在湍急的河流中间，只差桥面的铺设了。但是，白茅溪南岸渡口常年缺乏修整，来往汽车竞相争渡，经常出现事故。在正常的情况下，划桨乘船过江，只需10—15分钟左右，遇上洪水季节，也保证有一艘汽艇为行车服务。因为码头年久失修，使用频繁，等候渡江的车辆较多。穆克瑞所在的车队，就等候了五个小时才能到达北岸。沿途的路况也难令人满意。从白茅溪经内江到成都，仍然需要经过几个山口，才能到达坐落于川西平原的四川省会成都市。

穆克瑞一行的云南、贵州、四川之旅，行程1620余公里，虽说是来去匆匆，艰苦备尝，却亲身体验了战时中国人民的生活百态。他和他的车队，曾与中国的马帮商人同途跋涉，和颇具地方特色的四川滑竿载客并行。穆克瑞把配有挡风、避雨和防晒布篷的滑竿说是"四川带有蚊帐的原始轿子"。

　　在四川，穆克瑞还为中国的儿童留下了几张生活小照。虽然是赤身裸体，甚或蓬头垢面、仪容不整，却也使人从中看到艰苦战争年代的中国儿童天真烂漫、无所畏惧的可贵精神，也给穆克瑞留下了深刻的印象。他在报告的结尾中写道："在重庆和成都之间，在这片如此肥沃、被称作中国粮食的大平原上，我们很少看见乞丐，在一些村镇，我们注意到很热闹的茶楼。孩子们吃得好、穿得好，很活泼。"这也应该包括他为之拍照的几个孩子。

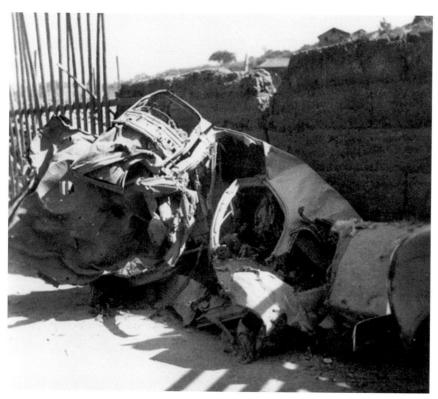

在重庆被敌机炸毁的卡车

几乎在同一个地方被炸毁的另一部汽车

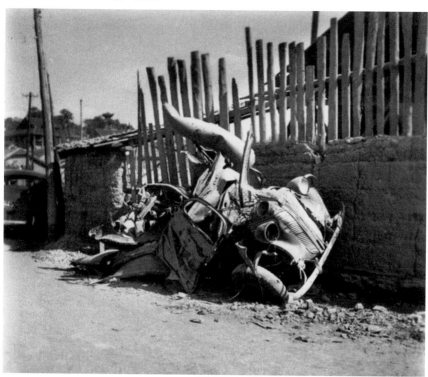

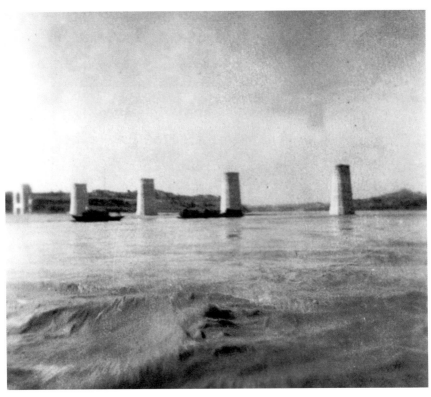

正在建造中的成渝白毛溪新桥

车队在白毛溪渡口待渡

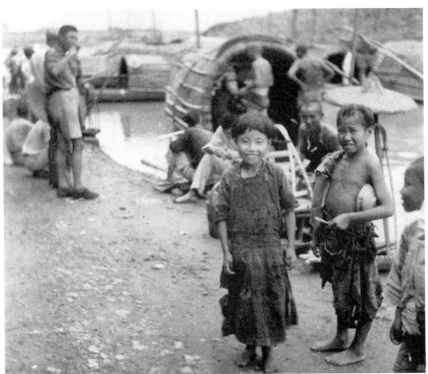

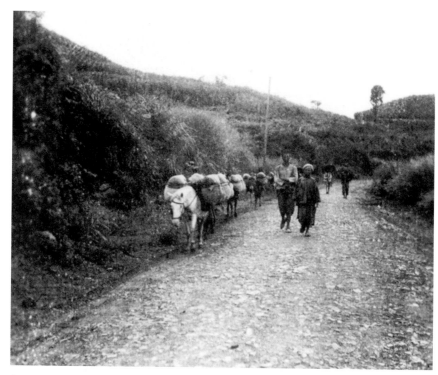

与马帮商队同行

四川滑竿

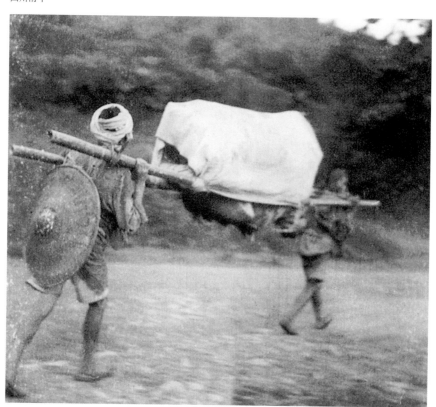

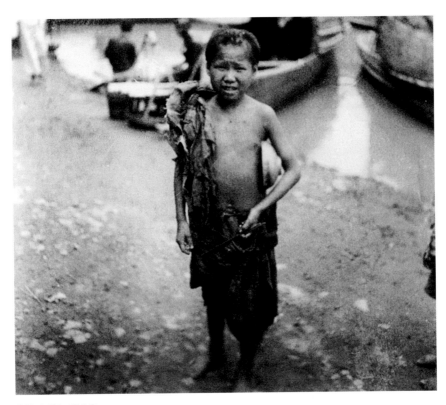

饱经风雨的四川儿童

直面忧患的四川儿童

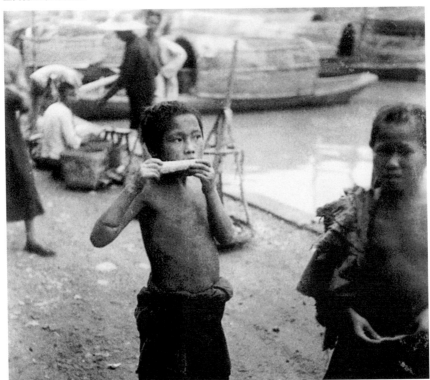

离川回国

　　穆克瑞这次云、贵、川之旅，可以说是行色匆匆，走马看花式的旅行。在贵州和四川，总计也只有一个月，就匆匆赶回云南，经越南回国了。

　　但是，他此行的收获是丰富的。旅行结束以后，他写了题为《昆明—贵阳—重庆—成都线路、公路考察报告》这份报告，内含两个部分。1938年写的一份报告，主要是在昆明、贵阳、重庆和成都沿途所做的流行病调查情况。这份调查报告，我们已经无法看到。

　　另一份报告，写于1940年2月，它详细记录了从昆明至成都1621公里区间、114个市（县）、圩镇、津梁与重要路段的地貌、路况、车流以及人文风物等概况，并实地拍下了29张照片。其中从云南昆明至贵州边界244公里，共记载了昆明、杨林、宜龙、马龙、曲靖、沾益、平彝（今富源县）等15个点，却只留下一张"云南的儿童"照片。一个蓬头垢面的儿童，背后站的多是穿着入时的旅行者或官府中人。

　　《1939年：穆克瑞的云、贵、川之旅》就是根据他在1940年2月所写的报告和所拍的照片整理而成的。

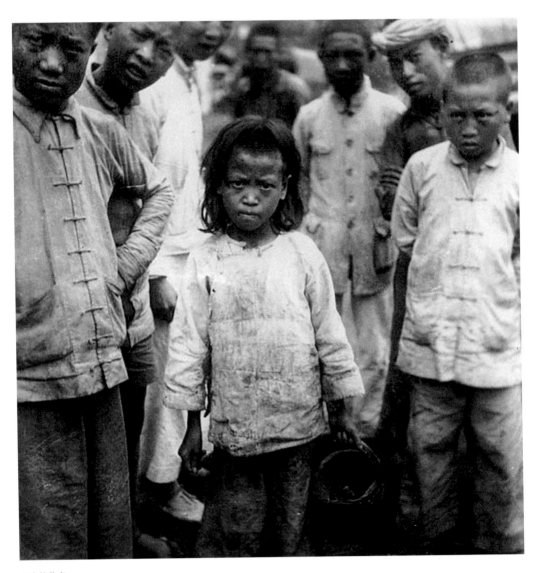

云南的儿童

后 记

《国联防疫分团在广西 (1938—1940)》完稿了。若问掸尘解封的工作做得如何？我只能说限于主客观条件，缺失之处在所难免。

在了解和写作这一页历史时，我曾得到许多部门和同志的帮助。广西桂林图书馆王银波同志，广西南宁图书馆莫凤欣同志，广西师范大学历史文化与旅游学院资料室黄琦和李迎今同志，广西社会科学院庾裕良和张永平同志，广西民族学院王小君同志，广西文史研究馆黄童生同志，政协梧州市委员会文史办公室田日隆同志，柳州市史志办刘汉忠同志，云南省民族事务委员会何正庭同志，以及许多我曾请教过的同志，而广西师范大学历史文化与旅游学院彭家威同志，在书稿图片的配制与文字的校对方面，给我许多帮助，在此谨向他们致以诚挚的感谢。

书稿交出以后，请求编辑同志对书稿从文字、图片到内容，都予以严格的审阅，力求少出差错。如果书稿能够出版面世，我也希望读者同志们随时予以赐教。

钟文典
2010 年 1 月 11 日

出版的话

2002年的时候，我还在山东画报出版社工作，成都的方霖先生与我联系，邀请我们过去看看他收藏的明信片和老照片，并探讨一下这些藏品的出版事宜。

方霖先生长期从事生物工程方面的研究与开发，在法国和国内都有自己的公司，收藏明信片和老照片只是他的业余爱好。他的藏品大多是从法国淘得，其中不少是国内难得见到的珍品，既有历史价值，又有不菲的文物价值。此前，方霖先生曾将自己收藏的晚清明信片以《旧梦重惊》结集出版，颇受关注。

我们用了两天时间，大致浏览了方霖先生的收藏，并就一些选题与方霖先生达成出版意向。最早推出的是《城市及其周边——旧日中国影像》，辑录了晚清时期北京以及开埠较早的广州、上海、香港、宁波、威海等一些沿海城市的照片，以高品质的印刷，呈现了中国早期城市的状貌。另有一些不便成书的零星图片，则陆续在《老照片》里刊出了。

辑录在这本书里的图片与资料，当初与方霖先生虽也达成了出版的意向，但因一时没有找到合适的人来编辑整理，便搁置了下来。后来我调到广西师大出版社工作，经人介绍认识了著名史学家、广西师大历史系的钟文典教授。钟老还是广西地方史研究的耆宿，深为学界所景仰。我向钟老表达了请他解读这批老照片的意愿，钟老看过这些照片后，慨然应允。那年，钟老已是八十开外，他说这些照片有的没有文字说明，考证起来比较困难，可能还要到实地做些考察，让我们多给他些时间，不要催他，并保证会向我们交出一份满意的答卷。钟老的严谨与谦和，给我们留下了深刻印象。

这件事，钟老断断续续做了六年多。

以他八十多岁的高龄、所承担的繁多的学术和社会活动以及这些图片整理的难度，这是完全可以理解的。尽管如此，钟老仍两度主动打电话来通报书稿整理的进度，并一再为未能及时完稿而表达歉意……让我们万万没有想到的是，就在该书出版过程中，钟老竟遽归道山，驾鹤仙逝。

在老人一生的著述里，这本解读历史图片小书的出版可能并不怎么起眼，但是我们仍愿意以此告慰钟老的在天之灵，并把这位职业历史学家的最后一份"答卷"呈献给广大读者，兼以缅怀这位恂恂老者的感人风范。

刘瑞琳